CONSEIL CENTRAL

DE SALUBRITÉ

DU

DÉPARTEMENT DU NORD.

RAPPORT

GÉNÉRAL

SUR L'ÉPIDÉMIE

DU

CHOLÉRA

QUI A RÉGNÉ A LILLE EN 1832.

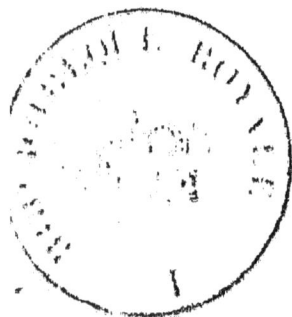

———— ✦ ————

Par Thém. LESTIBOUDOIS.

———— ✦ ————

LILLE,

Imprimerie de L. DANEL, Grande-Place.

RAPPORT GÉNÉRAL

SUR

L'ÉPIDÉMIE DU CHOLÉRA

QUI A RÉGNÉ A LILLE EN 1832,

Fait au Conseil central de salubrité du département du Nord, par une Commission formée de MM. DOURLEN, TRACHEZ, BRIGANDAT, BAILLY et Thém. LESTIBOUDOIS, rapporteur.

MESSIEURS,

M. le préfet vous a demandé un rapport circonstancié sur l'épidémie du choléra asiatique qui a régné à Lille pendant l'année 1832. Vous avez chargé une commission, composée de MM. DOURLEN, TRACHEZ, BRIGANDAT, BAILLY et moi, de vous présenter un travail à ce sujet : la commission m'a confié le soin de vous faire connaître le résultat de ses cherches.

Il nous a semblé qu'il était utile de faire une histoire générale, quoique sommaire, de l'épidémie que nous avons eu occasion d'observer : rien ne nous dit que nous ne recevrons plus la cruelle visite de la maladie dont aucun de nous ne saurait indiquer les causes déterminantes. Il est bon de conserver un exposé des précautions qu'on a prises pour empêcher son invasion, de noter les faits principaux qui ont précédé son apparition et qui l'ont accompagnée dans sa marche, de tracer la description générale des symptômes qu'elle a offerts, de faire connaître enfin le traitement qu'on lui a opposé et de relater ses effets. Si on ne peut tirer de nos observations des conséquences actuellement utiles, les faits que nous rapporterons serviront, peut-être, à ceux qui viendront après nous.

Les divisions de notre rapport seront donc, 1.º les travaux préparatoires entrepris dans l'attente du choléra ; 2.º les circonstances de son invasion ; 3.º la description générale de la maladie ; 4.º son traitement ; 5.º les recherches statistiques sur ses résultats.

Travaux préparatoires.

Le choléra-morbus, parti du sein de l'Inde, s'avançait incessamment jusqu'au cœur de l'Europe. Aucun obstacle n'arrêtait sa marche, ni les monts, ni les fleuves, ni les déserts, ni les mers, ni les saisons, ni les vents, ni aucune condition atmosphérique. Il franchissait des espaces immenses : s'assoupissant quelquefois, se ravivant tout-à-coup et s'élançant par bonds irréguliers, il tombait au milieu des villes en sécurité, ou s'introduisait d'une manière obscure et cachait long-temps ses effets meurtriers.

La France était comme cernée par le fléau dévastateur ; après avoir ravagé la Russie et la Pologne (1), il avait envahi l'Allemagne (2) et avait pénétré en Angleterre (3). On essayait encore d'opposer à sa marche tous les moyens que le calcul et la prudence peuvent suggérer ; on prétendait

(1) M. Dechamberet, qui revenait de la Pologne, lut à l'intendance les observations qu'il avait faites dans cette contrée. (Séance du 14 novembre 1831.)

(2) M. Scoutteten qui avait observé l'épidémie de Berlin, en fit connaître les traits principaux. (Séance du 7 septembre.)

(3) Le Courrier anglais, du 4 novembre 1831, nous annonça l'apparition du choléra à Sunderland.

l'arrêter par des cordons sanitaires, des visites, des purifications, des quarantaines, faibles barrières dont il s'était tant de fois joué. Le 16 août une intendance sanitaire fut créée au chef-lieu du département du Nord, et des commissions sanitaires aux chefs-lieux des arrondissemens (1).

Elles étaient chargées d'indiquer les moyens de former des cordons sanitaires sur toute la frontière, de tracer des lignes secondaires de sûreté qu'il faudrait garder dans le cas où les frontières seraient envahies, de choisir les lieux où devaient être établis des lazarets pour les hommes, les animaux et les marchandises. Elles devaient viser les patentes de santé exigées des voyageurs, ordonner l'interdiction ou la purification des objets de provenance suspecte, l'admission de celles qui arrivaient des lieux non infectés. Elles devaient prendre des mesures pour cerner les villes dans lesquelles le choléra s'était montré, interdire même toute communication avec les quartiers ou les rues dans lesquels la maladie était apparue, et les isoler, à tel point, qu'il fallait désigner dans l'intérieur des quartiers les lieux où seraient inhumés les morts. Enfin on croyait à la contagion, les instructions prescrivaient toutes les précautions propres à empêcher la communication de la maladie par le contact immédiat.

L'intendance sanitaire s'empressa de nommer une commission chargée de lui présenter un rapport sur la manière de diviser ses travaux, afin de hâter les mesures à prendre dans l'intérêt de la santé publique (2).

L'intendance, nullement convaincue du caractère contagieux de la maladie, et persuadée qu'en tout état de cause les mesures de séquestration augmenteraient l'intensité de

(1) Ordonnance royale 1831.
(2) Commission composée de MM. Demesmay, Thém. Lestiboudois, Fée, rapporteur. (Séance du 17 septembre 1831.)

l'épidémie, consentit à se dévouer à tous les travaux propres à assurer les mesures de précaution indiquées par les contagionnistes, si elles étaient de nature à ne pouvoir entraîner aucun résultat fâcheux ; mais elle dut déclarer au ministre de l'intérieur qu'elle ne pouvait se charger des fonctions qui lui avaient été confiées, si elle se trouvait contrainte à mettre à exécution toutes les dispositions prescrites d'une manière générale, et dont plusieurs lui semblaient devoir répandre la terreur et augmenter les ravages d'une maladie déjà trop meurtrière. Le ministre s'en rapporta à sa sagesse.

L'Intendance se livra aux recherches nécessaires pour établir, si on l'exigeait, un cordon sanitaire à la frontière (1).

Elle se mit en rapport avec les commissions sanitaires des chefs-lieux d'arrondissemens du département, et entretint avec elles une correspondance suivie. Cette correspondance donna lieu à quelques travaux spéciaux (2).

Le 1.er décembre 1831, elle publia une instruction adressée à MM. les maires des communes, aux habitans des villes et des campagnes (3), relativement aux précautions hygiéniques, propres à préserver de la maladie qui s'avançait toujours vers notre contrée, sur les moyens de la reconnaître et les premiers secours à donner à ceux qui en seraient atteints.

Le danger devenant de plus en plus imminent, le 27

_____

(1) Rapport de M. Davaine, avec plan. (Séance du 21 novembre 1831.)

(2) Rapport sur les marais, par M. Davaine. (Séance du 6 février.)

Rapport sur les mesures proposées pour la maison de détention de Loos, par M. Thém. Lestiboudois. (Séance du 31 mars.)

Rapport sur la nécessité d'ouvrir les écluses d'Armentières et d'Houplines, pour le desséchement de prairies, par M. Davainne. (Séance du 27 avril, etc.)

(3) Instructions de l'intendance sanitaire du département du Nord à MM. les maires des communes, aux habitans des villes et à ceux des campagnes, rédigées par M. Bailly. — Lille, le 1.er décembre 1831, in-8.º

février, il fut prudent d'organiser un service sanitaire dans toutes les communes. Une commission fut nommée dans le sein de l'intendance du département, spécialement chargée de s'occuper de tout ce qui regardait l'arrondissement de Lille; des agences sanitaires furent établies dans tous les chefs-lieux de canton de l'arrondissement et des bureaux sanitaires dans toutes les communes (1). Les commissions sanitaires des autres arrondissemens du département furent chargées d'organiser un service semblable dans les limites de leur juridiction.

Le 26 mars, une instruction spéciale fut adressée aux agences et bureaux sanitaires, pour leur indiquer les mesures qu'ils avaient à prendre pour organiser un prompt service de santé (2), sous le rapport du personnel et du matériel; on s'occupa des moyens d'approvisionner toutes les communes des médicamens nécessaires; on fit confectionner des appareils fumigatoires (*sudatorium*); on engagea le jury médical à s'assurer si les pharmaciens avaient les médicamens les plus généralement employés contre le choléra, en quantité suffisante et d'une qualité convenable, et on indiqua en même temps les mesures à prendre pour détruire toute cause d'insalubrité.

Une commission, chargée du service intérieur, étudia ce qu'il y avait à faire pour assainir la ville et établir le service médical (3).

(1) Rapports à l'intendance sanitaire, des 31 octobre, 16 et 21 novembre 1831, 6 février 1832, par MM. Delezenne, Thém. Lestiboudois, Kuhlmann, rapporteur, approuvé par arrêté du préfet du 27 février 1832.

(2) Instruction de la commission sanitaire de l'arrondissement de Lille, sur la nature et la distribution des travaux des agences cantonales et bureaux sanitaires des communes de cet arrondissement, par MM. Delezenne, Thém. Lestiboudois et Kuhlmann, rapporteur. — Lille, le 26 mars, in-8.°

(3) Rapports des 17 novembre 1831 et 20 février 1832, par MM. Bocquet-Bernard, Bailly et Brigandat, rapporteur.

Afin de découvrir tous les foyers d'infection, il fut décidé que la ville serait divisée en quinze quartiers, que chacun des membres de l'intendance aurait l'inspection de l'un de ces quartiers, et serait chargé d'étudier avec soin toutes les causes d'insalubrité qui pourraient s'y rencontrer. Tous les membres remplirent cette tâche et présentèrent des rapports spéciaux sur leurs sections respectives. A cette occasion, M. Théodore Barrois présenta un plan général d'assainissement du quartier de St.-Sauveur (1), et M. Thém. Lestiboudois des recherches sur les moyens d'assainir les canaux (2). La commission du service intérieur fut en outre chargée de visiter tous les établissemens insalubres, afin de s'assurer si les lois et les réglemens étaient observés (3).

Le 28 mars, le choléra apparut à Paris !

Le 30 mars, M. le maire demanda à l'intendance sanitaire un rapport sur les mesures à prendre immédiatement contre le choléra-morbus, et le 1.er avril, il fut adressé à ce magistrat un travail réglant le service de santé dans les hôpitaux et dans le domicile des pauvres, l'hygiène publique et l'hygiène privée (4).

Les conclusions du rapport étaient les suivantes :

Pour le *service des hôpitaux*, afin d'être en mesure dans les cas les plus extrêmes, on pensa qu'il fallait :

1.o Garnir immédiatement tous les lits existant dans l'hôpital St.-Sauveur ;

---

(1) Rapport de M. Barrois. (Séance du 2 avril 1832.)

(2) Rapport sur les moyens d'assainir les canaux de la ville de Lille. (Séance du 26 mars 1832.)

(3) (Séance du 6 juin.)

(4) Rapport sur les mesures à prendre immédiatement contre le choléra-morbus, par MM. Dechamberet, Bailly, Brigandat, Thém. Lestiboudois, *rapporteur*. — Lille, le 1.er avril 1832, in-8.o

2.º Faire construire le nombre de lits nécessaires pour remplir les trois salles nouvelles du premier étage et la grande salle nouvelle du rez-de-chaussée ; c'est-à-dire compléter le nombre de cent lits ;

3.º Fournir chaque lit d'une paillasse, deux ou trois matelats, quatre à six paires de draps, deux couvertures, un oreiller ;

4.º Se munir de garde-robes portatives en nombre suffisant ;

5.º Avoir des baignoires mobiles et des appareils propres à faire prendre des bains de vapeur ;

6.º Annoncer aux médecins titulaires qu'ils seront chargés du service des nouvelles salles, et qu'il leur sera donné des adjoints, s'ils le demandent ;

7.º Désigner les élèves qui feront le service quand ils seront requis ;

8.º Désigner dix infirmiers et six infirmières qui seront payés quand ils seront employés ;

9.º Prendre les mesures nécessaires pour rendre cent autres lits disponibles dans l'hôpital St.-Sauveur, et même consacrer cet établissement tout entier au service des cholériques, si cela devenait urgent ;

10.º Enfin, calculer tout ce qu'il y aurait à faire pour instituer rapidement, si le besoin l'exigeait, un hôpital de cent dix lits dans les bâtimens des écoles académiques, vis-à-vis l'hôpital Comtesse, dont on mettrait à profit la pharmacie, la tisannerie, la cuisine, les bains et les autres dépendances.

Quant au *service à domicile*, on le regarda comme de la plus haute importance. On pensa que les hôpitaux si utiles, si indispensables, n'auraient aucun avantage si les malades n'y étaient commodément et immédiatement transportés....

« Que l'administration des remèdes, disait-on, soit donc instantanée..... Que dans tous les lieux, à toutes les heures, et le jour et la nuit, les secours et les hommes soient prêts ; qu'on veille partout, et qu'à chaque instant on signale les accidens : le salut commun en dépend. Il faut qu'au moment où un homme est saisi par les angoisses de la maladie, il trouve, et le médecin et les remèdes dont il a besoin, et une litière commode et des hommes pour le porter à l'hôpital. »

Pour obtenir de tels résultats, voici l'organisation qui fut proposée :

1.º Un bureau de secours sera établi dans chacun des cinq arrondissemens de la ville. Il sera placé dans la maison qui sert maintenant à la distribution des secours publics ;

2.º Tous les médecins de la ville seront attachés à ces bureaux ;

Ils seront répartis dans chacun, en raison de la population pauvre de l'arrondissement;

Ils seront attachés au bureau de l'arrondissement qu'ils habitent ou à celui de l'arrondissement le plus voisin (1).

---

(1) On proposa de répartir les médecins de la ville de la manière suivante :
Pour le 1.er arrondissement :

MM. Boulet,
Degland,
Murville,
Fréville,
Guillemot.

Verviers,
Tilman,
Vanderhaeghen,
Brissez aîné,
Courrière.

Pour le 2.e arrondissement :

MM. Dourlen fils,
Lefebure,
Léonard père,
J.-B.te Lestiboudois,
Demortain,

Trachez, place Sainte-Cathe-
rine,
Hautrive,
Hannoire.

La mairie s'entendra avec les médecins pour obtenir leur acceptation des fonctions qui leur seront confiées ;

Il est indispensable de les exempter du service de la garde nationale pendant la durée de l'épidémie ;

Les médecins de chaque bureau conviendront entr'eux des heures pendant lesquelles ils seront de service, de manière que pendant toutes les heures l'un d'eux soit disponible ;

Ils enverront tous les jours à l'intendance le nom des cholériques qu'ils auront visités ;

3.º Les médicamens nécessaires aux cholériques seront pris chez tous les pharmaciens de la ville, qui accepteront le tarif de la mairie. Ils seront délivrés sur un bon du méde-

Pour le 3.ᵉ arrondissement :

MM. Martin,
Capon,
Tison fils,
Brielman,
Doyen,
Faille.

Morel,
Boulanger,
Godefroy,
Judas,
Delomar,
Dourlen père, chirurgien.

Pour le 4.ᵉ arrondissement :

MM. Brissez,
Cavalier,
Hevin.

Masse,
Vaillant.

Pour le 5.ᵉ arrondissement :

MM. Pucelle
Dourlen, rue du Gros-Gé-
rard,
Macartan.

Latour,
Costine,
Cuvelier,
Gouttière.

Tous les médecins acceptèrent le service avec un grand empressement, et déployèrent un zèle infini.

cin, mentionnant le nom du malade, et remis au maire dans les vingt-quatre heures (1);

4.º A chaque bureau seront attachés deux à six porteurs, selon les besoins, et un concierge. Deux porteurs seront en permanence dans les bureaux; tous seront logés à proximité;

5.º On établira immédiatement, dans chaque bureau, un poêle propre à chauffer du sable;

On se procurera un certain nombre de sachets et la quantité de sable suffisante pour les emplir;

6.º On fera construire plusieurs litières ou brancards couverts;

Ils seront garnis de matelats et de couvertures de laine;

7.º La municipalité prendra, avec une manufacture de produits chimiques, les arrangemens nécessaires pour obtenir promptement, en cas de besoin, le chlorure de chaux en quantité convenable.

L'*hygiène publique* fixa ensuite toute l'attention de l'intendance sanitaire; elle s'efforça d'éloigner toutes les causes qui semblaient devoir favoriser l'invasion de l'épidémie ou en augmenter les effets destructeurs. Elle sollicita les mesures suivantes :

1.º Un réglement de police prescrira aux habitans de balayer tous les jours, à une heure déterminée, jusqu'au milieu de la rue, sur tout le front de leurs propriétés, et à réunir les immondices en tas;

2.º On les engagera à pomper simultanément, et à laver le fil d'eau;

3.º Une cloche annoncera partout l'heure de balayer;

4.º Des tombereaux passeront tous les jours, dans toutes

---

(1) Ce mode de service fut ensuite modifié sur l'avis de l'intendance. On organisa les pharmacies des secours à domicile de manière à pourvoir à tous les besoins.

les rues, à heure fixe, pour enlever les immondices ;

5.º Une sonnette annoncera leur passage ;

On sonnera dans toutes les *cours* qui aboutissent aux rues parcourues ;

6.º Les hommes chargés d'enlever les immondices seront munis de brouettes et de paniers, pour enlever celles des cours ou ruelles et des impasses ;

7.º On rétablira dans toutes les *cours* la pente des fils d'eau et du pavé, afin que nulle part ne se rencontrent des eaux croupissantes ;

8.º On chargera, dans chaque ruelle, un individu d'entretenir la propreté ;

Des secours particuliers lui seront accordés à cet effet ;

9.º Dans toutes les rues, un ou plusieurs citoyens seront nommés inspecteurs de salubrité. Ils seront chargés de veiller à l'exécution des réglemens de police sanitaire ;

10.º On fera exactement curer tous les égoûts ; on fera garnir leurs bouches de cuvettes hermétiques dans les ruelles insalubres, on renvoie, du reste, à ce qui est dit des égoûts dans le mémoire sur les canaux, adressé à l'administration municipale ;

11.º Les canaux seront assujettis à une police rigoureuse ; on veillera à ce qu'aucune ordure n'y soit jetée, à ce qu'aucunes latrines n'y débouchent, et on en renouvellera l'eau fréquemment, par les moyens indiqués dans le mémoire que nous venons de citer, ou par tout autre qu'on jugera plus convenable ;

12.º On tiendra la main à ce que les lois et ordonnances sur les établissemens insalubres soient sévèrement exécutées.

13.º On invitera les manufacturiers à assainir leurs ateliers, en ouvrant les fenêtres, en enlevant toutes les ordures, en faisant des fumigations, en blanchissant les murs intérieurs ;

14.° L'administration proposera un règlement pour faire prendre toutes les précautions nécessaires, fixer la longueur du temps de travail, etc.

Après avoir posé ces préceptes généraux on s'attacha à signaler tous les points de la ville qui devaient être spécialement assainis : on indiqua les rues dont le pavé et les fils d'eau devaient être réparés comme ceux des *courettes* ; on énuméra les rues les plus malpropres ; on fit connaître les ateliers insalubres établis contrairement aux lois et ordonnances, et ceux dont on pouvait améliorer les dispositions ; on fit connaître les égoûts qui se trouvaient dans le plus mauvais état, les aqueducs qui méritaient des réparations, les canaux les plus infectes, les latrines fétides et mal construites, les lieux qui servaient de dépôts d'immondices, ceux où devaient être placés des baquets pour recevoir les urines, les pompes et les puits qui exigeaient des réparations, les marchés qui nécessitaient une surveillance spéciale ; enfin les établissemens publics qu'il fallait assainir, comme le collège, les casernes, les différens hôpitaux, les prisons.

L'hygiène privée appela ensuite l'attention de l'intendance sanitaire : elle fit le tableau de la misère des pauvres ; elle montra leur saleté et leur dégradation. Non contente des instructions qu'elle avait répandues à ce sujet, elle demanda des mesures spéciales ; elle sollicita une augmentation des secours publics ; mais à la condition qu'ils seraient mérités. Elle voulût faire de l'aumône le salaire de la propreté ; elle pensa, à cet effet, qu'il fallait mettre à la disposition des pauvres tout ce dont ils avaient besoin pour se débarasser des impuretés qui les couvrent. Elle crut qu'il fallait former des escouades d'ouvriers chargés de badigeonner toutes les demeures des indigens, distribuer des soupes animalisées, des vêtemens meilleurs, accorder des bains chauds en plus grand nombre, faire concourir tous les citoyens à

éloigner les causes d'insalubrité, et engager les manufacturiers à prendre soin de la santé de leurs ouvriers.

La mairie adopta toutes les mesures qui lui furent proposées, et avec un zèle et une activité qui ne furent jamais
interrompus et qu'on ne saurait trop louer, elle se hâta de
les faire mettre à exécution. En quelques jours la ville avait
changé d'aspect. Tous les habitans travaillaient à l'envie
les uns des autres : chaque instant leur apportait des
nouvelles qui leur faisaient connaître que nous allions avoir
à subir la rude épreuve.

Nous étions prêts !

Le 20 avril, l'intendance sanitaire fut transformée en
conseil de salubrité (1), il ne s'agissait plus d'opposer des
barrières à l'ennemi ; il ne restait plus qu'à observer sa
marche et se décider à le combattre.

Invasion et marche du choléra.

L'été de 1831 fut remarquable parce qu'il présenta à
l'observation des médecins de Lille un nombre considérable
de cas de choléra sporadique. Je citerai le fait suivant comme
assez notable : j'eus à traiter quatre individus atteints du
choléra indigène dans une même maison. Deux enfans qui
avaient quitté cette habitation quelques jours avant l'apparition de cette affection, furent aussi atteints dans leur nouvelle demeure ; tous guérirent par l'usage des anti-phlogis-
tiques, des boissons adoucissantes et du laudanum. L'hiver
de 1831 à 1832 fut sec, sans que la température fût très-
basse. Tout le mois d'avril et les premiers jours de mai 1832
furent secs et froids. Un vent nord-est soufflait presque
constamment. Quelques jours très-chauds interrompirent le

(1) Ordonnance royale du 10 avril; arrêté du préfet du 20 du même mois.

froid habituel ; mais les soirées étaient glaciales, et l'influence d'une bise piquante se fit bientôt sentir pendant toute la journée.

L'épidémie avait envahi Paris dès le 28 mars, et successivement s'était répandue dans les provinces environnantes. A Lille, à Cassel, à Douai et dans presque tout le département du Nord on ressentait généralement des coliques, avec diarrhée ou constipation, des difficultés de digérer, du malaise, etc. Un grand nombre de cas de choléra sporadique étaient encore observés. A Calais régnait le choléra épidémique. A Cassel, un malade fut enlevé par un choléra bien caractérisé ; l'observation communiquée à l'intendance, par M. Windrif, ne laissa aucun doute à ce sujet. Un malade, venu de Paris, mourait à Douai. Depuis le 7 avril jusqu'au 22, trois cas de choléra se montrèrent dans cette dernière ville ; deux individus moururent ; le troisième, âgé de quatorze ans, guérit ; bientôt l'épidémie s'établit dans les communes environnantes.

Le moment était venu de se porter au-devant du fléau qui s'approchait de plus en plus, afin d'en faire une reconnaissance exacte et d'en apprécier définitivement les caractères. Le 23 avril, le docteur Bailly et moi, nous partîmes pour Douai. Il ne restait dans cette ville qu'un convalescent ; plusieurs cholériques avaient existé à Gœulzin, ils étaient morts. Deux individus avaient été saisis du choléra à Vred, village éloigné de Douai de deux lieues et demie, situé dans la vallée de Scarpe, et bâti sur un sol marécageux. Nous avons rendu compte de nos observations dans une note spéciale (1), nous en ferons quelques extraits, parce qu'il nous a été recommandé de rapporter des observations particu-

---

(1) Note sur le choléra épidémique de Douai, par M. Thém. Lestiboudois.

lières, et parce qu'il faut que les époques premières soient
fixées par des faits bien précis. Les deux cholériques de Vred
habitaient une maison obscure, assez humide, et placée sur
le bord de la rivière. Nous y trouvâmes Augustin Onsiaux,
âgé de 69 ans. Le jeudi 19 avril, il avait eu trois à quatre
selles liquides, pendant la nuit. Le vendredi, il s'était levé
et s'était rendu à la messe ; il fut forcé de quitter l'église par
l'état de malaise dans lequel il se trouvait. Alors vomissemens d'un liquide blanchâtre, contenant des flocons blancs ;
selles liquides, nombreuses, grisâtres, contenant des grains
blancs ; crampes constantes, extrémités et langues froides ;
le froid cadavérique des membres est si complet qu'on ne
parvient pas à le réchauffer ; face bleuâtre, immobile ; yeux
enfoncés ; pouls presque insensible.

Le samedi, les selles deviennent un peu rougeâtres, les
crampes continuent, l'abdomen est sensible à la pression
et fait entendre des borborygmes ; le malade à une soif vive,
il désire de l'eau froide ; on lui donne de l'eau de la Scarpe
avec du sucre blanc ; les urines sont supprimées depuis le
commencement de la maladie, et depuis le commencement
aussi la face est bleuâtre, immobile, les yeux enfoncés. La
journée du dimanche se passe de même ; enfin le lundi, une
réaction incomplète s'opère.

« Voici l'état dans lequel nous le trouvâmes le lundi soir,
à cinq heures. Il y avait quelque chaleur aux extrémités ; les
vomissemens étaient nuls ; les déjections presque nulles ; il
était cependant tourmenté du besoin d'aller à la garde-robe ;
on le mit sur le bassin en notre présence, mais il ne rendit
rien. Le ventre était sensible à la pression ; en appuyant on
entendait des borborygmes. La face était rouge, immobile,
assez froide ; les yeux (ils étaient affectés d'une palpébrite
chronique) étaient un peu enfoncés ; le pouls petit, lent. »

Nous quittâmes le malade pendant quelques heures pour

visiter le cadavre de sa femme qui était décédée. A notre retour, nous trouvâmes le pouls radial du côté droit entièrement disparu, et celui du côté gauche filiforme, difficile à découvrir. Il y avait une tendance au refroidissement général, ce qui nous fit craindre une terminaison funeste. Le malade est mort le mardi.

Le traitement avait été : eau de riz, frictions sèches, cataplasmes de farine de lin chauds et laudanisés sur le ventre, fomentations chaudes, potion d'eau de menthe laudanisée. Le lundi frictions irritantes et fer chaud le long du rachis, enfin tous les moyens de rappeler la chaleur à la périphérie.

« Le cadavre que nous avons visité dans la maison habitée par le nommé Onsiaux, était celui de Marie-Barbe Guillaume, sa femme, âgée de 72 ans, dont la maladie a été beaucoup plus rapide que celle du précédent. Elle était sujette à une affection rhumatismale, à cela près, elle se portait tout-à-fait bien avant le dimanche 22. Le matin, elle a mangé du riz : après midi vomissemens : les alimens sont rendus ; les matières vomies sont ensuite liquides, peu abondantes ; selles liquides, grisâtres, floconneuses, peu copieuses, mais ténesmes fréquens ; crampes ; une faiblesse vers quatre heures du soir ; froid constant et extrême ; face bleuâtre ; sueur visqueuse ; urines supprimées. Frictions avec le liniment volatile ; quatre lavemens d'eau de son laudanisée, etc.

» La situation du malade empire à chaque instant ; mort le lundi à midi, vingt-quatre heures après l'invasion.

» Lorsque le cadavre nous fut présenté, nous le trouvâmes dans l'état suivant : la peau, sans être chaude, n'a pas le froid cadavérique qu'elle avait pendant la vie ; la face est bleuâtre comme ecchymosée (le corps a reposé sur le dos); son expression est celle de la souffrance ; les ailes du nez sont fortement retirées ; les yeux sont très-enfoncés ; la cornée transparente est terne, fanée, flasque, comme si la mort datait de plusieurs jours.

» Les poumons sont sains, très-peu gorgés de sang. Le cœur de volume ordinaire, extrêmement dur ; le ventricule droit est plein d'un sang noir, tirant cependant sur la couleur lie-de-vin, gélatiniforme, grumelé. Le ventricule gauche et l'aorte contiennent du sang et une fausse membrane fibrineuse, jaunâtre. Les veines coronaires sont fort injectées.

» L'estomac contient des matières muqueuses, épaisses, attachées à la membrane muqueuse ; il présente peu de rougeur, excepté dans la portion de la grande courbure qui avoisine le pylore. Là on voit une plaque, de trois pouces, d'un rouge vif, les capillaires sont fort injectés et laissent suinter le sang lorsqu'on les racle. La membrane muqueuse est un peu épaissie et présente des rides saillantes. Les veines de l'estomac et de l'épiploon sont fort injectées.

» Le duodénum et le jéjunum n'offrent rien de remarquable.

» L'iléon en entier est rouge ou violet à l'extérieur : à l'intérieur il est généralement rouge, présentant quelques plaques noirâtres, d'autres d'un rouge très-vif ; toute la surface de sa membrane interne est tapissée d'une couche muqueuse, épaisse, d'un blanc un peu jaunâtre, très-adhérente ; les portions qui en sont détachées imitent les flocons qu'on voit nager dans les matières fournies par les déjections.

» La valvule iléo-cœcale est violemment enflammée ; le colon présente çà et là des plaques inflammatoires. Le docteur Maugin, qui assiste à l'autopsie, déclare que dans tous les cadavres ouverts à Douai, on a trouvé des marques d'inflammation, mais moins prononcées que dans le sujet dont il est ici question.

» Vessie excessivement contractée, tout-à-fait vide.

» Vésicule biliaire, pleine d'un bile d'un vert foncé.

» Le foie ne présente rien qu'il mérite d'être noté.

» La rate est petite, dure, et contient peu de sang. »

Le voisinage de la chambre du mari et le défaut d'instrumens convenables, nous empêchent d'ouvrir le crâne et le rachis.

Dans le village de Gœulzin tous les malades de la famille Hecfœil avaient succombé. Dans une même maison, deux frères, deux sœurs, et deux enfans de l'hospice qui habitaient avec eux, étaient morts. Un dernier enfant a été saisi de la maladie.

Le village de Gœulzin est bien situé ; il est placé à une lieue de Douai, vers la Sensée, mais semble hors de l'influence de cette rivière ; les rues sont larges et les habitations séparées les unes des autres. La maison occupée par la malheureuse famille Hecfœil, est bâtie sur un terrain assez élevé, en face d'une très-belle plaine : elle regarde le levant ; autour d'elle ne se rencontre ni fumiers, ni fossés, ni eaux stagnantes. En arrivant, le soleil levant qui éclaire le cite où nous sommes, et la brise fraîche qui se fait vivement sentir, nous fait penser que nous sommes dans le lieu le plus salubre. L'intérieur de la maison est propre, assez sec, bien éclairé : la solitude y règne, les voisins ne l'approchent plus ; il n'y a pour donner des soins au malade qu'une femme âgée et la pauvre mère, plus âgée encore, qui frotte son dernier enfant, et cherche à combattre un mal dont peut-être elle a le germe elle-même.

L'enfant, âgé de 14 ans, d'une bonne constitution, n'éprouvait aucune incommodité avant l'apparition du choléra. Le dimanche matin il a tenu la bride du cheval des médecins qui venaient visiter ses frères. Le dimanche à midi il est saisi par le choléra : crampes, vomissemens, froid modéré.

Lundi pouls nul, plus de vomissemens, selles rares, tendance au refroidissement, soif modérée, langue blanche ; traits de la face tirés, immobiles ; yeux caves, cernés ; intelligence complète.

Le mardi, à huit heures du matin, la peau n'est pas froide, mais il n'y a pas réaction ; le pouls est petit, fréquent, facile à déprimer ; la langue jaunâtre, un peu rouge sur les bords, *sèche*, plate et obtuse ; les dents sèches ; la soif vive. La face a une expression particulière ; c'est bien là la face d'un cholérique, et les médecins de Douai l'ont rencontrée la même chez tous les sujets atteints. Les yeux sont caves, cernés ; les traits sont tirés, immobiles ; ils ont une expression de douleur et de désespoir, mais de douleur tempérée par l'anéantissement.

Les facultés intellectuelles sont complètes, mais comme affaissées.

L'abdomen est sensible à la pression. L'urine est supprimée.

Le malade se remue et s'agite dans son lit ; il a une expression de souffrance plus vive ; enfin il rend devant nous une selle liquide, dont nous évaluons la quantité à une pinte ; elle est grisâtre ; au milieu du liquide nagent de petits flocons blanchâtres et d'autres flocons rougeâtres et comme formés par une exudation sanguine ; son odeur nous rappelle aussitôt celle qui s'exhala lorsque la veille nous faisions l'ouverture du cadavre de la femme de Vred. Cette odeur n'est pas excessivement fétide, mais elle est spéciale ; c'est celle qu'on reconnaît et qui s'attache aux mains, quand on manie les entrailles d'un cadavre.

Le traitement de cet enfant, comme de ceux qui sont morts avant lui, a consisté : en infusions chaudes de thé, en une potion avec quelques onces de rhum, l'acétate d'ammoniaque, le laudanum, les fomentations, les frictions, la chaleur artificielle, etc.

Il est mort deux jours après notre visite.

La mère a le dévoiement, elle est abattue, et ne sort point de la maison qui a vu périr sa famille.

Une sœur de cette femme, Augustine Jacquart, âgée de 68 ans, demeurait dans la maison voisine de la précédente, est affectée d'une entérite chronique depuis un assez grand nombre de semaines ; elle est fort sujette à une diarrhée souvent interrompue : le lundi, à midi, les selles deviennent abondantes ; elles sont aqueuses et ne ressemblent plus à celles des semaines précédentes ; la malade, nous a dit sa fille, rend *l'eau de riz* telle qu'elle la prend. Crampes dans les jambes, yeux caves, entourés d'un cercle bleuâtre, langue molle, humide, un peu violacée ; pouls petit, fréquent, chaleur aux extrémités ; point pleurétique ; surdité depuis 24 heures.

Le mardi cette femme est dans un état semblable ; elle semble agonisante : les symptômes ne sont pas exactement ceux du choléra, mais on dirait que la maladie est fortement influencée par la constitution médicale du village. Elle est morte quelques heures après notre visite.

Un gros et bel enfant que nous avons vu courir plein de vie et de santé dans le jardin de la maison d'Augustine Jacquart, est mort quelques jours après.

A Douai, nous visitâmes un jeune convalescent, le seul en voie de guérison depuis l'invasion de la maladie dans l'arrondissement : il habite une maison de bains entièrement entourée des eaux de la Scarpe. Cette maison est loin d'offrir les conditions de salubrité qui sont à désirer.

L'enfant a 14 ans, il a éprouvé tous les symptômes du choléra le mieux caractérisé. Les vomissemens, les selles floconneuses, les crampes, les yeux enfoncés, le froid cadavérique, la suppression des urines, la cessation du pouls ; les artères radiales ont cessé de battre, puis les brachiales, puis les axillaires ; les battemens du cœur étaient très-difficilement perceptibles. Cet enfant n'a point été quitté un seul instant ; les frictions et les moyens de rappeler la chaleur à la

peau n'ont point été interrompus une minute ; les médicamens pris à l'intérieur ont été les toniques diffusibles ; l'infusion de menthe, une petite quantité de rhum dans une infusion aromatique chaude ; sous l'influence de ce traitement,
la langue est devenue un peu sèche. Le jour de notre visite,
septième jour de la maladie, il a l'air satisfait, l'œil brillant,
la figure animée, d'un rose très-vif, comme dans l'état de
santé ; mais, chose fort remarquable, cette figure si colorée,
est fraîche ; le front seul est chaud : cette disposition se remarque depuis plusieurs jours.

« Du reste, l'enfant demande à manger, la langue est très-
belle, il n'y a plus de symptômes cholériques. »

D'après les faits précédemment exposés nous pouvions
assurer par le témoignage de nos sens que l'épidémie était
notre voisine.

Quelques jours après, Gœulzin avait eu quinze ou seize malades et douze morts. Le 9 mai, à Douai, il y avait eu qua-
tre-vingt-dix malades : quarante étaient déjà morts ; dix
seulement étaient guéris. Deux personnes de la classe aisée,
un avocat et un brasseur, étaient saisis du mal. Le 13, la
maladie exerçait de grands ravages dans la ville. Elle régnait
à Dunkerque, à Saint-Omer, à Aire, à Abbeville, à Amiens,
Valenciennes, Cambrai, dans les environs d'Avesnes, à
Esloy, à Courtrai, etc.

A Lille, dès le 14 avril, on avait annoncé que le nommé
Guermonpré, demeurant rue de la Clef, avait été atteint de
l'épidémie régnante et qu'il était mort en quelques heures. Il a
été inscrit aux registres comme le premier cholérique ; mais
cet individu, que j'avais traité pendant plusieurs années, était
affecté de maladie organique des viscères abdominaux qui
avaient plusieurs fois occasionné le melæna. Il a succombé
à la maladie qu'il portait depuis long-temps. Ainsi le choléra

n'était réellement pas encore dans la ville aux quartiers mal-
sains, aux canaux infects, dans la ville aux rues boueuses,
aux caves et *courettes*, habitées par 30,000 ouvriers pauvres,
abâtardis, sâles, démoralisés ; il ne s'était pas encore montré dans Lille. Tous les soins qu'on avait pris avaient-ils
éloigné le danger ? Comment le dire, si on ne connaît pas
la cause réelle du mal ?

Toutefois une femme demeurant à l'extrémité de la rue
Saint-André, N.° 147, dans la cave, avait reçu son mari,
venant de l'Hôtel-des-Invalides de Paris et fuyant le choléra.
Le 27 avril, neuf jours après l'arrivée de son mari, qui resta
bien portant, elle fut prise des symptômes suivans :

Vomissemens séreux et floconneux, selles semblables,
crampes, yeux enfoncés, entourés d'un cercle bleuâtre ;
sensibilité abdominale, suppression des urines, pouls lent,
voix altérée, etc. ; elle ressentit enfin tous les symptômes
du choléra indien ; mais il n'y eut qu'une tendance au refroidissement, et le pouls fut toujours perceptible quoique filiforme, et la peau retractile. Les secours furent promptement
réclamés par le mari de la malade, qui avait vu le choléra à
Paris. Une large saignée fut faite par le docteur Dourlen fils ;
le sang coula d'abord lentement ; des sangsues furent appli-
quées, en grand nombre, à l'épigastre et à l'anus. Des morceaux de glace furent sucés par la malade. Des rubéfians
furent appliqués aux extrémités.

Le jour où la malade précédente fut atteinte, un homme
demeurant dans la cour de l'Assommoir, à quelque pas du domicile de la malade précédente, fut atteint de symptômes
exactement identiques ; les yeux étaient seulement entourés,
d'une manière plus distincte, d'un cercle bleuâtre. Le
même traitement fut employé par M. Dourlen fils, et la
guérison eut lieu en même temps. J'ai visité les individus

des deux habitations; ils n'avaient eu aucune communication (1).

Il paraîtrait bien probable que les affections dont nous
venons de faire la description fussent nées sous l'influence
épidémique; mais ce n'était pas encore là le choléra dans ses
hideuses formes.

Le 11 mai, au soir, une femme de 40 ans, qui avait soigné
son mari, lequel était mort du choléra, à Douai, arriva à
Lille par la diligence. L'impression causée par la mort de son
mari avait été très-vive et les règles s'étaient supprimées.
Pendant toute la route elle éprouva du malaise, des envies
de vomir; son état était tel que les voyageurs quittèrent la
voiture. Arrivée à Lille, elle fut conduite dans une maison
de la rue de la Barre, de là elle fut menée dans la rue de
Boufflers. Pendant toute la nuit elle eut des vomissemens,
des selles liquides; elle ne réclama point de secours avant
le jour. A cinq heures du matin, elle fut transportée à l'hôpital Saint-Sauveur, conduite par M. Lethierry, maire de
la ville. A huit heures elle était dans l'état suivant :

Figure abattue, exprimant la souffrance et en même temps
l'indifférence; yeux tournés en haut, assez enfoncés, paupières entr'ouvertes; un cercle bleuâtre autour des yeux; intelligence complète; mais la malade a besoin d'être tirée de
son état d'anéantissement, pour répondre aux questions qui
lui sont adressées; lèvres bleuâtres; langue pâle, large et
molle; air expiré froid; ventre gonflé, d'une sensibilité très-
vive dans toute son étendue; pouls radial nul; pouls caroti-
dien très-faible; battemens du cœur imperceptibles; mains
et avant-bras bleuâtres, froids; les plis qu'on fait éprouver
à la peau, en la pinçant, sont long-temps à s'effacer. Les

_____

(1) M. Dourlen fils a publié l'histoire des deux malades précédens, dans
le recueil des Mémoires de la Société Royale des sciences de Lille. — 1832.

extrémités inférieures conservent leur chaleur au moyen d'applications chaudes ; les selles ont été séreuses, presque semblables à l'eau, et contenaient de petits flocons blanchâtres ; matières vomies semblables ; deux lombrics ont été vomis. Les selles et les vomissemens sont arrêtés ; il reste des envies de vomir et des tenesmes. Soif très-vive ; urine supprimée ; crampes.

Traitement. — Vingt-cinq sangsues à l'épigastre, douze à l'hypogastre, vésicatoires le long du rachis, sinapismes aux pieds ; eau de lin édulcorée ; potion laudanisée.

A six heures du soir, même état. Il y a eu un peu de réaction dans la journée, les artères carotides battent plus fort que le matin ; mais les artères radiales sont toujours muettes ; les bras sont froids et couverts d'une sueur collante ; la soif est très-vive, la malade suce avec beaucoup de plaisir des morceaux de glace ; une selle très-peu copieuse a lieu, elle est semblable à de l'eau de riz avec des flocons blanchâtres. En général, les flocons ont été peu marqués dans toutes les déjections.

Vers neuf heures du soir, oppression considérable. La malade meurt à cinq heures du matin.

Autopsie. — A onze heures du matin, le cadavre a plus de chaleur que n'en avait la malade vers sa fin ; les yeux sont ternes, non affaissés ; les traits de la face ne sont point contractés. *Ouverture du rachis.* Vaisseaux de la dure-mère injectés ; moële épinière dans l'état naturel ; point de sérosité accumulée dans le canal rachidien. *Ouverture du crâne.* Tout le système veineux du cerveau (veines et sinus) fortement engorgé ; arachnoïde chargé de granulations blanchâtres, le long du sillon qui sépare les hémisphères cérébraux ; cerveau et cervelet laissant suinter des gouttes de sang lorsqu'on les coupe ; une certaine quantité de sérosité dans les ventricules ; plexus choroïdes ne présentant rien de remarquable.

Ouverture de l'abdomen. Estomac pâle, sauf vers le pylore, où se trouve une plaque d'un rouge vif, qui s'étend vers la grande courbure; intestin grêle, rosé à l'extérieur; la couleur devenant de plus en plus intense, à mesure qu'on approche de sa partie inférieure; le reste de l'intestin pâle à l'extérieur. Membrane muqueuse de l'iléon présentant une inflammation générale, plus intense vers le colon; partout elle est picotée de rouge, et présente des capillaires injectés; les glandes de brunner sont très-développées, blanches, molles, saillantes, formant, en quelque sorte, une éruption pustuleuse plus apparente à la partie inférieure de l'intestin; valvule iléocœcale enflammée; *cœcum* renfermant plusieurs vers; colon ne présentant que quelques plaques rouges, çà et là; muqueuse du *rectum* présentant une rougeur inflammatoire; les intestins contenaient des mucosités abondantes, adhérentes; mais qui ne formaient pas sur la membrane muqueuse une couche membraniforme. *Veines* du mesentère, de l'épiploon, veines caves, pleines de sang. Quelques glandes du mésentère enflammées. *Vessie* rétractée, très-petite, vide, appliquée contre le pubis, présentant à l'intérieur des rides nombreuses et un peu de rougeur. *Reins* dans l'état sain, ainsi que les bassinets et les urétères. *Matrice* dans l'état ordinaire, contenant un peu de sang. *Rate* peu volumineuse et peu gorgée de sang; *foie* sans altération, ses vaisseaux veineux remplis de sang noir; *vésicule biliaire* gonflée, contenant une grande quantité de bile poisseuse, presque aussi noire que le sang veineux; membrane muqueuse de la vésicule saine, colorée par la bile.

Ouverture de la poitrine. — Poumons sains crépitans; cœur du volume et de la consistance ordinaire; ventricule gauche plein de sang noirâtre; ventricule droit contenant une grande quantité de sang liquide, d'un noir tirant un peu sur la couleur lie-de-vin, et un caillot jaunâtre.

Le 11 mai, jour de l'arrivée à Lille de la malade précédente, était mort, à la citadelle, un garde du génie, qui, au dire du médecin traitant, fut atteint du choléra-morbus; il en présenta les principaux symptômes, tels que selles et vomissemens floconneux, crampes, etc.; mais les urines ne furent point supprimées, et le pouls, quoique faible, fut toujours perceptible. M. Dechamberet, qui vit le malade, crut qu'il était affecté d'une gastro-entérite ordinaire. L'autopsie n'a pu avoir lieu.

Nous venions de voir mourir une cholérique à Lille; mais elle était étrangère; on ne pouvait encore assurer que la ville elle-même fût dans les circonstances favorables au développement du choléra : la maladie n'avait pas pris possession de nos foyers; mais elle était aux portes.

Dès le 6 mai, le choléra s'était déclaré dans la maison des aliénés, tenue par les frères de Saint-Jean-de-Dieu, dans le village de Lommelet, situé à une demi-lieue de Lille; mais on n'apprit cette circonstance d'une manière certaine que le 14 mai. Une commission fut nommée, par M. le préfet, pour visiter l'établissement (1). Nous croyons devoir extraire les faits suivans de son rapport :

1.º Le nommé Célestin Blondiaux, maniaque non furieux, âgé de 50 ans, était maladif depuis long-temps, et mangeait habituellement beaucoup et avidement. Les choses les plus sales lui convenaient, et cette espèce de boulimie devint plus grave dans les premiers jours de mai. Le six, après avoir mangé la soupe le matin, il fut pris de vomissemens, et quelques heures après de selles dont les matières ne tardèrent pas à prendre le caractère de celles que l'on observe dans le choléra-morbus. Bientôt survint le froid des ex-

_____

(1) Elle était composée de MM. Brigandat et Bailly, *rapporteur*. M. Macartan, médecin de la maison, fut adjoint aux commissaires.

trémités, de la langue, du nez; des tâches livides se manifestèrent sur la face, le tronc et les membres; le pouls
cessa de battre et la mort arriva le lendemain 7, vingt-
quatre heures après l'apparition des premiers symptômes;

2.º Le même jour, sept mai, immédiatement après la mort
de Blondiaux, le nommé Joseph Emery, âgé de 45 ans
(atteint de monomanie depuis long-temps), ayant aussi
l'habitude de manger des saletés, éprouva les mêmes symptômes que lui; mais il était moins agité. Les plaintes étaient
continuelles, il disait éprouver des douleurs partout le corps.
Le froid des membres et de la face était glacial. C'est de tous
les malades de la maison celui qui devint le plus froid. Tous
les autres signes indiquant le choléra se manifestèrent successivement, et quarante-huit heures après l'invasion, la
maladie se termina par la mort.

3.º Un homme attaché au service de la maison, le nommé
Joseph Rombeaux, âge de 30 ans, ayant la diarrhée depuis
quelques jours, éprouva, le 11 mai, des envies de vomir et
quelques douleurs vives dans l'abdomen; bientôt il eut des
vomissemens et des selles de matières brunâtres, et qui
prirent peu-à-peu le caractère de ceux des cholériques. Il
survint des crampes; le nez, la langue, les membres se
glacèrent; le pouls cessa de battre, on ne sentait plus qu'un
léger frissonnement du cœur; la peau se couvrit de vergetures;
la respiration devint difficile, le malade cherchait à dilater
sa poitrine en s'accrochant à tout ce qui lui tombait sous la
main, et le 13 au matin, il mourut. Le cadavre ne différait
du corps vivant que parce que les mouvemens avaient cessé.

4.º Le nommé Célestin Bernard, âgé de 40 ans, d'une
constitution assez délicate, et affecté depuis cinq à six ans
d'une monomanie périodique, fut pris du choléra le 9 mai.
Cet homme jouissait auparavant d'une bonne santé. Il
éprouva subitement des douleurs vives à l'épigastre et dans

les membres. La matière des vomissemens fut verte d'abord, et devint blanche, grumeleuse. Au moment de notre visite, ce malade existe encore. La maladie a huit jours d'invasion. Il est couché sur le côté droit, s'enveloppe dans ses couvertures, et répond difficilement à nos questions. La peau a une couleur terreuse, jaunâtre ; les yeux sont profondément enfoncés dans les orbites, et lorsqu'il sommeille les paupières restent entr'ouvertes et la cornée est portée en haut ; la paupière inférieure semble cachée sous le globe de l'œil : l'aspect de cet homme est hideux, quoique la cyanose ait disparu. Il y a eu peu de chaleur à la peau ; le pouls est sensible ; mais il est petit, filiforme, misérable ; la langue est muqueuse, chargée au centre, un peu rouge sur les bords et à sa pointe. Les selles et les vomissemens ont cessé depuis quelques jours. L'odeur d'urine, que répand le lit du malade lorsqu'on le découvre, nous fait penser que la sécrétion urinaire qui, dans les premiers jours était totalement suspendue, a recommencé à se faire. Nous avons lieu de penser, malgré la réaction lente qui s'est opérée chez ce malheureux, que la mort ne tardera pas à terminer cette agonie de huit jours. (Malgré ces prévisions, Célestin Bernard est guéri ; il est le seul des cholériques qui n'ait pas succombé.)

5.e Pierre Bayet, âgé de 45 ans, homme fort robuste, atteint de mélancolie, répondant à toutes les questions, mais confondant souvent les choses et les époques, fut pris du choléra le 18 mai. Voici l'état dans lequel il se trouvait le 16, à six heures du soir : Décubitus sur le côté droit ; face terreuse, non cyanosée ; nez froid ; yeux médiocrement enfoncés, le paraissant davantage lorsqu'ils sont fermés ; langue rouge à la pointe, humide et chargée d'une matière grisâtre sur le reste de sa surface ; chaleur médiocre des pieds et des jambes, lesquels sont entretenus dans cet état au moyen de bouteilles pleines d'eau chaude; pouls nul à la radiale et à la brachiale, sensible à la carotide ; les pulsations de cette artère sont fréquentes ; le malade se plaint de crampes dans les bras ; les vomissemens et lesselles, qui n'ont pas encore cessé, n'amènent qu'un liquide semblable à une infusion de thé, dans laquelle nageraient quelques flocons albumineux. La marche de la maladie est lente; mais le pouls ne paraissant pas se relever, il est à croire que cet homme succombera.

6.° Un jeune homme de 26 ans, Charles Revel, insensé, mais non furieux, jouissant habituellement d'une bonne santé, eut, le 14 mars, au soir, des envies de vomir qui furent bientôt suivies de vomissemens accompagnés de douleurs vives dans le ventre et dans les membres thoraciques et abdominaux ; le froid de ces extrémités, du nez, de la langue, la teinte bleue de toute la face et notamment des lèvres et du pourtour des yeux, la cessation complète de la sécrétion urinaire, l'absence du pouls, même aux artères carotides, la gêne considérable de la respiration, ne laissèrent pas de doute sur l'issue prochaine et funeste de cette effroyable maladie. On supposait que Revel n'aurait pas résisté douze heures à l'influence du mal ; ce ne fut pourtant que le 16, à neuf heures du matin, trente-six heures après l'invasion, qu'il mourût. Le cadavre a conservé l'aspect que le malade avait vingt-quatre heures avant la mort. On peut dire de cet homme qu'il était cadavérisé dès le début de la maladie.

7.° François Cary, âgé de 28 ans, maniaque, souvent furieux, jouissant, du reste, d'une assez bonne santé, sentit les premières atteintes du choléra le 14 mai, à neuf heures du matin. Le froid et l'absence du pouls furent les symptômes qui se manifestèrent d'abord. Les vomissemens blancs, les selles de même nature, les crampes, la cyanose légère survinrent ensuite et durèrent jusqu'au 16. A cette époque, les yeux sont profondément enfoncés, cernés de brun, fixes, comme recouverts d'une couche de vernis qui commence à se dessécher; les mains sont bleues; la peau des doigts est plissée, comme macérée. Lorsque l'on pince la peau du col, du bras, de la face, le pli qu'on y fait ne s'efface qu'après plusieurs secondes; la sécrétion des urines est nulle, et tout fait craindre que bientôt Cary aura cessé de vivre.

8.° Enfin, le jour de notre visite, le 16, un vieillard de 65 ans, maniaque, et atteint de diarrhée depuis quatre à cinq jours, ayant, ainsi que plusieurs pensionnaires de cet établissement, la sale habitude de manger jusqu'aux immondices les plus dégoûtantes, tomba malade, à dix heures du matin. Au moment où nous le visitâmes, il était dans l'état suivant : Pouls nul, excepté à la carotide; langue froide et humide; crampes affreuses dans les membres et le tronc; yeux enfoncés, cernés de brun; cyanose complète de la face et des membres; plaques livides sur le ventre et le col; peau du col, de la face et de la poitrine recouverte d'une sueur gluante; soif ardente; douleur dans le *fond du ventre* (nous dit-il); selles cholériques; vomissemens fréquens et accompagnés de redoublement de douleurs. Absence totale des urines; asphyxie presque complète. Nous pensons que cet homme succombera incessamment à la violence de la maladie à laquelle il est en proie. (Il est mort le 17, à sept heures du matin.)

Le traitement qui a été d'abord mis en usage pour les cholériques de Lommelet, a beaucoup de rapport avec celui proposé et mis en pratique par les médecins de Varsovie, de Berlin, et par M. Magendie, etc., etc., de Paris. Il consiste à traiter chaque symptôme en particulier; ainsi on réchauffait les parties refroidies au moyen de frictions, d'ap-

plications de bouteilles pleines d'eau bouillante, de pierres
chauffées et trempées dans le vinaigre camphré ; on administrait à l'intérieur, dans la vue d'arrêter les évacuations,
une potion dite anti-dyssentérique, de Vanswieten, et composée ainsi qu'il suit :

Yeux d'écrevisse.	1 gros 1/2.
Sirop de pavot.	une once.
Eau de Menthe poivrée. . . .	8 onces.
Opium.	3 grains.
Sucre à volonté.	

A prendre une demi-once toutes les heures, plus ou
moins, selon l'état du malade.

La boisson ordinaire consistait en infusion de tilleul, de
menthe poivrée, et en petit-lait avec un huitième de vin.

M. Ledoux, officier de santé, à Wambrechies, qui donnait aussi des soins aux cholériques, en l'absence du médecin ordinaire de la maison, faisait administrer de la glace
à l'intérieur, depuis deux jours, de l'eau froide à ceux qui
la préféraient, et c'était le plus petit nombre ; du reste, il
administrait les remèdes prescrits par le médecin sus-men-
tionné.

Tels sont, à notre connaissance, tous les moyens employés dans cette circonstance.

Après les malades dont nous avons parlé, un insensé,
nommé Ducroc, a eu une cholérine ou au moins des vomissemens et des évacuations alvines ; il n'a pas présenté les
symptômes caractéristiques du choléra, tels que cyanose,
cessation du battement des artères, suppression des urines ;
les évacuations étaient jaunes : on lui a administré l'ipécacuanha. Il a succombé à sa maladie.

Le choléra est paru à Quesnoy-sur-Deûle le 28 mai,
L'individu qui en a été atteint est un tireur de bateau venant
de Douai.

Il s'est manifesté à Cysoing le 21 mai. La première malade a été une nourrice venant de Paris.

Le choléra asiatique semblait donc nous enfermer dans une terrible ceinture ; mais, on ne sait par quelle singulière cause, il paraissait hésiter à s'emparer de notre cité.

La fête du *broquelet* eut lieu à Lille le 14 mai : les excès que font ordinairement les ouvriers pendant cette fête n'occasionnèrent pas le choléra. Il est juste de noter que cette année, leur pénurie étant grande, on ne vit point autant de gens ivres que dans les années précédentes. Les chefs des manufactures, sur l'invitation de M. le maire, avaient fait connaître à leurs ouvriers tous les dangers de l'usage immodéré des boissons enivrantes.

Enfin, le 31 mai, à onze heures du matin, M. Chamussy, âgé de 59 ans, demeurant rue de Béthune, N.º 16, a été atteint du choléra. Il était, depuis quelque temps, sujet à une diarrhée périodique, qui était reparue depuis quelques jours ; le matin il avait pris un verre d'absinthe et une tasse de café avec un petit pain chaud. A dix heures du soir, il avait succombé. Il n'avait point voyagé : on rapporte seulement qu'il avait parlé à une personne, non-malade, venant de Valenciennes. Il avait eu des chagrins, par suite du dérangement de ses affaires.

Voilà le premier cas de choléra indien bien caractérisé, développé sous l'influence de causes inhérentes à la ville de Lille. Nous nous sommes fait une règle de transcrire, avec détails, les faits qui indiquent les diverses époques de l'épidémie, et qui en marquent la marche d'une manière précise. Nous décrirons donc les symptômes observés chez Chamussy, qui fut le premier cholérique observé parmi les habitans de Lille. L'exposé en a été fait par le docteur Masse, médecin traitant. M. Trachez en a aussi recueilli l'observation et l'a déposée aux archives du conseil.

« *Facies* cadavéreux ; froid glacial de tout le sujet qui est recouvert d'une sueur froide et visqueuse ; cyanose des extrémités, des orbites et des pourtours de la bouche ; pouls presque insensible ; frémissement à la région du cœur et sur le trajet des artères carotides ; ventre rétracté, pâteux, un peu plus chaud que les extrémités, insensible à la pression ; bouche entr'ouverte ; langue retirée en arrière, froide, un peu humectée, large, blanchâtre et ridée en divers sens ; haleine froide ; yeux caves ; globes oculaires portés en arrière et en haut, de manière à ne présenter dans les paupières entr'ouvertes qu'une portion de la sclérotique, et à laisser un vide à la partie postérieure du bord libre des paupières ; selles blanchâtres ; vomissemens d'abord blanchâtres, puis jaunâtres, d'une odeur cadavéreuse, mais *sui generis*, et qu'on pourrait appeler cholérique ; inspiration lente, expiration atonique ; crampes générales extrêmement douloureuses, surtout dans les pieds ; contractions involontaires des membres inférieurs et supérieurs, mais principalement des orteils et des doigts, au point que le malade ne peut plus rien saisir dans la main ; cris plaintifs et d'un timbre tout particulier ; agitation et anxiété extrêmes ; prononciation très-embarrassée, semblable à celle d'une personne très-ivre, ce qui semble résulter de l'état paralytique et du froid de la langue et des lèvres. »

Prescriptions.— « Saignée au bras, bouteilles d'eau chaude au pourtour des membres et du corps, compresses d'eau de graine de lin très-chaudes sur le ventre, eau sucrée froide avec eau de fleurs d'oranger pour boisson ; puis, tous les cinq à six minutes, un petit morceau de glace dans la bouche. Cinquante sangsues à l'épigastre et sur l'abdomen. »

Observations. — « Ce n'est qu'avec beaucoup de peine

qu'on a pu obtenir, par la section de la veine, huit à dix
onces d'un sang noir et poisseux. Cette saignée a diminué
les crampes. Les selles et les vomissemens ont cessé sur-
le-champ, et n'ont plus reparu. Un instant après, il y a eu
une légère réaction, sans laquelle le malade ne paraissait
plus devoir résister qu'un instant; mais ce mieux n'a continué qu'un moment, et de deux à quatre heures du soir,
le mal, quoiqu'amendé dans sa marche, a fait de terribles
progrès : il y avait alors cinquante à cinquante-cinq inspi-
rations par minute. Le malade, qui jusque-là s'était plaint
du froid, accusait une chaleur cuisante dans la poitrine qui
l'étouffait, et s'agitait en tous sens pour prendre le frais,
quoiqu'à l'extérieur il fût toujours froid. »

« On a continué pour boissons l'usage de l'eau froide et sucrée, plus la glace, qu'il a prise avec délices jusqu'au dernier moment. Les sangsues n'ont pris qu'avec beaucoup de
peine; le sang n'a pas coulé selon nos désirs. »

Nécroscopie. « Injections veineuses des membranes spi-
nales, de la moëlle épinière, et des nerfs qui en émanent.
Injection veineuse de la dure-mère et de l'arachnoïde cra-
nienne; léger épanchement séreux entre l'arachnoïde et la
pie mère vers l'extrêmité postérieure des lobes du cerveau.
Injection veineuse, mais sans inflammation, du paren-
chyme cérébral; léger épanchement séreux dans les ventricules du cerveau; protubérance annulaire et bulbe rachidien sains; nerfs cervicaux sains; tube gastro-intestinal un
peu météorisé et contenant dans toute son étendue un liquide
couleur hortensia; muqueuse digestive plus ou moins ramollie çà et là, et présentant quelques plaques inflammatoires, surtout vers le cardia et à la valvule iléo-cœcale;
l'estomac nullement contracté et contenant, dans leur état
naturel, une partie des dernières boissons données au malade; foie sain; vésicule biliaire à demi-remplie d'une bile

noire poisseuse ; reins et bassinets sains ; vessie vide et présentant un peu d'inflammation vers son fond, mais cela tient à une légère cistite chronique ; les ventricules et les oreillettes du cœur contenaient un sang noir, poisseux, semblable à celui qu'on trouve dans tout le système veineux. Le ventricule droit ne contenait pas de substance graisseuse comme cela s'observe souvent chez les cholériques qui ont résisté quelque temps au mal ; les poumons et le cœur sont sains. »

Après Chamussy, nous observâmes une autre malade, dont je communiquai l'histoire au conseil central.

Le 1.er juin, au matin, une jeune fille, chlorotique, nommée Marie-Joseph Dubus, âgée de 23 ans, en service à la Table-Ronde, maison située à l'extrémité de la rue de la Comédie, vers la rue de Béthune, à peu de distance de la maison de Chamussy, et placée sur le même canal (voir le plan de Lille), est atteinte du choléra dans une maison de la rue de Jemmappes, où elle allait depuis deux jours soigner l'enfant de son maître, malade d'une entérite. Cette jeune fille, chlorotique, avait mangé de la pâtisserie en grande quantité, la veille. Elle fut transportée à l'hôpital St.-Sauveur à huit heures du soir, elle était dans l'état suivant :

Abattement extrême ; paupières entr'ouvertes ; yeux enfoncés, complétement portés en haut ; l'intelligence parait dans un état d'absorption complète, mais la malade exécute tout ce qu'on lui prescrit ; langue froide ; voix éteinte, extrémités entretenues chaudes, mais un peu bleuâtres ; selles et vomissemens suspendus ; quelque temps auparavant, une matière semblable à l'infusion de thé avait été vomie ; pouls très-petit ; peau non rétractile ; abdomen très-sensible, urine supprimée ; les selles et vomissemens ont bientôt reparu.

Une saignée a été tentée ; on n'a obtenu que quelques onces de sang, qui s'est promptement coagulé. Cinquante sangsues ont été placées sur l'épigastre.

Mort, à une heure du matin, après quelques convulsions.
Autopsie, à neuf heures du matin.

Moëlle épinière saine; quelques veines superficielles injectées.

Cerveau. Veines de la dure-mère très-engorgées; arachnoïde injectée, rouge par places et opaque en certains endroits; cerveau peu gorgé de sang. Il laisse cependant suinter quelques gouttelettes de sang quand on l'incise; point de liquides dans les ventricules; plexus choroïdes peu rouges.

Abdomen. Épiploon et mésentère injectés; estomac très-grand, plein de liquide semblable à l'eau de riz, pâle, tapissé d'une couche muqueuse; membrane muqueuse, ramollie; intestin grêle, injecté à l'extérieur, plein d'un liquide semblable à celui de l'estomac, mêlé de flocons d'autant plus abondans qu'on descend plus vers l'extrémité inférieur de l'iléon; membrane muqueuse pâle dans la portion supérieure, présentant inférieurement des plaques inflammatoires, en général, d'une couleur peu intense; trois vers vivans dans l'iléon; colon extrêmement pâle. On peut sans doute attribuer le peu d'intensité de la coloration de l'iléon à la rapidité de la maladie et à la chlorose dont était affectée la jeune fille. Du reste, sa couleur contrastait encore vivement avec celle du colon qui était d'une pâleur extrême.

Poumons, rate et foie sains; *vésicule biliaire* pleine d'une bile noirâtre, poisseuse.

Le 5 juin, a été prise du choléra, Marie-Claire Verdier, revendeuse de poissons, demeurant cour à Cloux; sa demeure était extrêmement malsaine; cette femme était adonnée à l'usage des boissons spiritueuses; elle eut d'abord des vomissemens, des selles cholériques, des crampes, etc. Le pouls radial était insensible; celui de la carotide filiforme; les urines supprimées; la langue froide, etc. On employa la

saignée, les sangsues, etc. Il s'établit une réaction le 6 juin,
la malade était beaucoup mieux; mais le 7, les symptômes
reparurent avec leur gravité; la malade mourût le 9 juin.

Le 8 juin, une femme de 81 ans, demeurant rue Min-
gaugue, fut attaquée de symptômes qui eurent quelques
rapports avec le choléra.

Le 10, une femme de la rue des Bateliers devint cholérique, et fut conduite à l'hospice St.-Sauveur. Elle fut soumise à l'urtication. La piqûre des orties ne produisit aucun
effet apparent avant la réaction; mais après cette époque,
une vive inflammation se manifesta aux extrémités inférieures, et il se forma des escharres; la malade guérit.

On signala comme cholérique, le 11 juin, Rosalie Durant,
âgée de 38 ans, demeurant cour du Chaudron; le même jour,
Catherine Molinghem, dentelière, cour du Pourchelet, fut
saisie du choléra : ce fut la deuxième qui guérit. Le 12 juin,
une femme, nourrice, demeurant dans la cour du Bateleur;
le 13, Julie-Marie-Anne Denglos, rentière, place des Pati-
niers; le 15, Desmarquoi, veuve Bataille, rentière, place
des Reigneaux; le 16, Claire Dutriez, veuve Agache, jour-
nalière, au pavillon des Buisses.

Ainsi, l'épidémie s'établissait lentement, et tous les cas
de choléra étaient épars.

Le 22, Alphonse Godefrin, demeurant cour Michel,
N.o 8, se sentit malade. Cet individu vint me trouver au
bureau des pauvres de la rue des Fossés. Il me parla pendant
que j'écrivais une prescription pour un autre malade. Au
son de cette voix éteinte, de cette voix de sépulcre, je levai
la tête et je vis devant moi cette face de cadavre qui appartient aux cholériques. Je fis reconduire immédiatement Godefrin chez lui, où je lui administrai les premiers secours,
et je le fis transporter à l'hôpital St.-Sauveur : il y guérit.

Le 26, sa mère, dentelière, âgée de 62 ans, fut frappée

du choléra. Le 27, elle était morte. Ce fut la première fois qu'une seconde personne était atteinte dans une maison qui avait déjà eu un malade.

Jusqu'au 2 du mois d'août on observa 24 nouveaux cas de choléra disséminés dans tous les quartiers de la ville. Ce jour, cinq individus sont frappés dans la maison de la rue du Metz, portant le N.° 37; deux meurent le même jour, un le lendemain, les autres le surlendemain. Le 3 août, trois nouveaux malades sont saisis et meurent dans cette même habitation; deux autres sont atteints dans la maison voisine (N.° 35); un autre dans l'autre maison attenante (N.° 39). Le 4 août, un nouveau malade au N.° 39; le 7, un nouveau au N.° 37, et un autre au N.° 39; le 8, encore un au N.° 37; ainsi, en quatre jours, 15 malades dans trois maisons voisines : tous sont morts. La terreur était dans le quartier; plusieurs habitans de la rue quittèrent leur domicile.

Dès le 16 juillet, un individu avait été atteint du choléra dans l'hospice général. Un nouveau cas se manifesta le 27, quelques-uns furent observés les jours suivans : le nombre augmenta bientôt. Le 7 août, seize nouveaux malades furent frappés. Les jours suivans, l'épidémie augmenta encore; le 12 août elle était à son maximum d'intensité : il y eut trente-deux nouveaux cas de choléra. La maladie commença à décroître un peu. Le 16, il y avait vingt-deux nouveaux malades; le 19, six. Les derniers cholériques furent atteints le 27 : il fut remarquable que le nombre des individus mâles qui furent affectés du choléra, dans l'hospice, ne fut que de quarante-cinq, tandis qu'il y en eut deux cents quatorze du sexe féminin, c'est-à-dire près de cinq fois autant. En ville, les femmes cholériques furent aussi en plus grand nombre que les hommes : il y en eut un tiers de plus. Un autre fait, aussi digne de remarque, c'est que, tandis que l'épidémie exerçait de grands ravages dans les quartiers les plus sains de l'établissement, il n'y eut aucun malade dans le lieu de correction, salle souterraine, obscure, humide, infecte, où vivait la population la plus dégradée de la maison. Une commission (1) fut chargée de visiter ce vaste établissement afin de s'assurer si toutes les précautions hygiéniques avaient été prises : elle recommanda toutes les mesures nécessaires et demanda des changemens dans le régime. Elle obtint, entre autres choses, une distribution de soupes animalisées, et de 4 onces de vin, par jour, aux vieillards.

Cependant l'épidémie continuait de sévir en ville, tantôt prenant ses victimes çà et là, tantôt concentrant sa fureur dans certaines localités. Dans quelques points de la ville, le nombre des victimes fut vraiment effrayant : ainsi dans la seule cour du Coq-d'Inde il y en eut ving-huit ; dans la rue d'Antoing, qui en est proche, vingt-quatre ; dans la rue du Bourdeau, trente; dans la rue de Tournai, trente-deux ; enfin, il y en eut vingt-cinq dans la cour du Chaudron, située à l'extrémité de cette rue où les cholériques étaient les plus nombreux. Il est digne d'observation que le quartier de Saint-Sauveur, pour lequel on craignait tant, fut loin d'être le plus malheureux : la rue la plus affligée fut celle des Étaques. Sa nombreuse population donna quarante-sept malades.

L'épidémie était dans toute son intensité depuis le 11 du mois d'août jusqu'au 4 septembre. Le moment le plus funeste fut du 24 août à midi jusqu'au 25 à pareille heure. Il y eut cinquante-six nouveaux cas de choléra.

Le nombre de morts devenait assez considérable pour faire craindre que notre cimetière, si peu spacieux, et déjà encombré, ne devint un foyer d'infection. Le maire s'adressa au conseil de salubrité pour savoir s'il ne faudrait pas recou-

---

(1) Cette commission fut composée de MM. Brigandat, Delezenne, professeur, Thém. Lestiboudois, Kuhlmann et Bailly, rapporteur.

vrir les cadavres de chaux vive. Une commission fut chargée
de visiter le lieu des inhumations ; elle reconnut qu'il ne s'en
exhalait pas de miasmes appréciables ; seulement des osse-
mens humains, encore intacts, étaient mis à découvert,
parce qu'on était obligé d'ouvrir un terrain dans lequel
avaient eu lieu des inhumations trop récentes.

La commission pensa que l'emploi de la chaux, sans être
d'aucune utilité, pourrait répandre la terreur ; elle crut qu'il
n'y avait d'autres mesures à prendre que d'ensevelir avec
soin et promptitude tous les os mis à découvert et de faire les
fosses plus profondes. (1)

A la fin de cette époque meurtrière, et lorsque déjà elle
était sur son déclin, l'alarme fut chaude parmi la classe
aisée. Jusque là il n'y avait que des personnes malheureuses
ou peu connues qui avaient payé le tribut à la maladie régnante; du 3 au 7 septembre, il y eut, coup sur coup,
plusieurs victimes parmi les personnes dans l'aisance : nous
citerons M. D........., notaire; M.elle C......., fille d'un
libraire ; M.me H......., épouse d'un coiffeur, et son enfant. Cependant les esprits se calmèrent; le choléra dimi-
nuait sensiblement; il disparût le 17 novembre. Ce qui
contribua puissamment à appaiser les craintes, c'est qu'au
moment où plusieurs personnes de la classe riche furent
victimes du fléau qui sévissait parmi nous, on ne croyait plus
à la contagion. Il n'en était pas ainsi encore dans toutes les
localités : quelques jours après l'époque que nous signalons,
le choléra se montra à Tourcoing ; on refusa de recevoir dans
l'église le corps de ceux qui avaient succombé, et l'on dit
en claire qu'on les refusait, non par des motifs religieux,
mais par la crainte de répandre la maladie; quelques observations de l'autorité firent cesser les appréhensions qu'avaient
fait naître de tels faits.

_____

(1) Rapport de M. Thém. Lestiboudois. (Séance du 20 août 1832.)

Dans le principe la grave question de la contagion avait occupé tous les esprits ; généralement on avait pensé que la maladie se transmettait avec facilité d'un individu à un autre ; peu-à-peu on avait abandonné cette opinion, et on était revenu de la terreur qu'elle avait causée ; on avait fini par ne croire guères à la transmission contagieuse. Le moment est venu de coordonner les faits relatifs à cette question importante.

Nous venons d'exposer les circonstances principales qui ont caractérisé la marche de l'épidémie dans notre cité, nous allons chercher à découvrir si elles indiquent l'existence d'un principe contagieux et susceptible de se transmettre d'individu à individu au *contact* ou a de courtes distances.

Avant que le choléra eût envahi la France, le gouvernement agissait dans la persuasion que cette maladie était contagieuse ; toutes les dispositions légales étaient fondées sur cette théorie, et toutes les mesures prescrites en étaient des conséquences nécessaires. Nous avons dit que les intendances sanitaires avaient été créées pour agir conformément au système adopté, et nous avons rappelé à quelles conditions celle du département du Nord avait consenti à entrer en fonction, et avec quelles restrictions elle avait accepté sa mission.

Les provinces furent heureuses que le choléra débuta par s'établir dans la capitale, au lieu de n'y arriver qu'après de longs ravages dans les départemens. Si des parties du royaume, éloignées du centre, avaient été envahies d'abord, on doit le craindre, des mesures fatales auraient été prises, qui auraient gêné l'industrie, répandu l'effroi de toutes parts, et jeté des victimes plus nombreuses au fléau dévorant, en rendant les populations plus misérables, plus terrifiées, et plus agglomérées dans les foyers d'infection.

Mais le choléra, qui régnait en Angleterre, apparaît subitement au milieu de Paris, sans transitions, sans annonce, sans aucune cause appréciable; par un coup inopiné il frappe le royaume au cœur; dès-lors on ne songea plus aux membres. Les autorités locales furent plus libres dans les mesures qu'elles devaient prendre. Elles avaient à étudier le caractère réel de la maladie, au lieu de recevoir un système tout fait et irrévocablement arrêté; l'autorité supérieure ne prescrivait plus aucune des précautions qu'exigerait une maladie contagieuse, et le soin de discuter les questions qui intéressaient la santé publique, fut abandonné au conseil de salubrité auquel l'intendance sanitaire avait été réunie.

Ce fut le 14 mai que le conseil de salubrité eut à examiner d'une manière spéciale, si le choléra était contagieux; il était aux portes de Lille; il avait pénétré dans la maison des aliénés de Lommelet et s'y était développé avec une cruelle intensité. On assurait qu'il avait été apporté du dehors par des aliénés qui étaient venus des pays où le choléra exerçait ses ravages.

Déjà on avait noté que le premier cholérique qui parût à Douai était un étranger venant de Paris; que celui qui mourut à Cassel, avait reçu chez lui son frère qui venait aussi de la capitale, que celui qui avait été d'abord atteint à Valenciennes, en arrivait aussi; à Lille, le premier cas qui s'était offert, cas à la vérité incomplet, et qu'on ne regardait pas comme appartenant au choléra asiatique, était observé chez cette femme dont nous avons cité l'histoire, laquelle avait reçu son mari fuyant l'hôtel des Invalides. A Cysoing, la première cholérique fut, dit-on, une nourrice venant de Paris; à Quesnoy-sur-Deûle, un batelier venant de Douai. Ces faits paraissaient donner une présomption bien grande en faveur de l'opinion des contagionistes. Cependant, examinés de près, ils perdent bien de l'importance qu'ils acquièrent par leur réunion ; ainsi il fut avéré que l'individu qui fut signalé à Valenciennes comme le premier cholérique n'eut point le choléra. A Lille, le premier cas resta incomplet et douteux. A Quesnoy-sur-Deûle la mort du batelier ne fut suivie d'aucun cas de choléra. Dans tout état de cause, il reste important de préciser, avec soin, les faits qui se sont offerts dans les villes voisines, et que nous n'avons pu étudier ; cela ne peut être à notre charge ; mais nous devons offrir à ceux qui feront une histoire générale du choléra, toutes les circonstances que nous avons pu constater.

Nous nous reportons donc au commencement de la maladie, quand elle était dans l'établissement de Lommelet : le conseil de salubrité sentait la nécessité de recueillir des renseignemens exacts sur le mode de propagation ; à part l'intérêt scientifique, il était bien important pour nous de résoudre, si nous pouvions, la question de contagion. Tout le monde sentait que nous étions à l'heure fatale où les cruelles dévastations de l'épidémie pouvaient décimer la population d'une ville renommée par les causes d'insalubrité qu'elle recèle. La terrible nouvelle allait bientôt retentir, il n'y avait plus de ménagement à prendre ; il fallait se prémunir, si on pouvait se prémunir encore.

Le conseil de salubrité nomma une commission composée de MM. Brigandat et moi pour étudier les faits relatifs à l'importation du choléra à Lommelet. Je fis au conseil, le 21 mai, un rapport (1) dont j'extrairai les détails suivans :

« La maison de Lommelet est écartée de toute grande route et à une certaine distance de la rivière ; elle est close, et soumise à une discipline exacte ; ses habitans n'ont point de communication avec l'extérieur ; enfin les arbres qui

---

(1) Note sur les circonstances qui ont accompagné l'invasion du choléra dans la maison des insensés de Lommelet, par Thém. Lestiboudois.

l'environnent sont si nombreux et si pressés que la maison
est comme au milieu d'un bois.

....

» Aucun frère, ni aucun servant, n'est venu dans l'établissement après avoir parcouru des pays infectés.

» On n'a reçu aucun effet des mêmes pays.

» Plusieurs aliénés, venant des villes dans lesquelles
règne aujourd'hui l'épidémie cholérique, ont été reçus
dans la maison depuis peu de temps. Il résulte des registres que :

» M. de Cotelle, Eugène, est entré le 18 avril 1832, venant
d'un château près d'Abbeville. Il avait été auparavant chez
M. Esquirol.

» M. Bayard, Louis-Urbain, est entré le 21 avril, venant
de Chaulnes (Somme).

» M. Delannoy, François-Joseph, est entré le 21 avril,
venant de Templeuve (Nord).

» M. Dubois, Joseph-Emile-Constant-Florimond, entré
le 1.er mai, venant de Valenciennes.

» Enfin un individu, venant de Lille, est mort le 17 mai,
sans aucun symptôme de choléra.

» Voilà la liste des aliénés les plus récemment reçus dans
l'établissement de Lommelet.

» Au premier aperçu on ne peut s'empêcher de voir une
certaine coïncidence entre l'arrivée de ces individus provenant
de lieux où le choléra a sévi, et le développement de cette
maladie dans une maison qui semblait devoir être préservée
par sa position; mais il faut examiner avec attention les
circonstances qui ont été notées.

» Le malade venant d'un château près d'Abbeville est
arrivé à Lille le 18 avril; or, les deux premiers cas de
choléra dans l'arrondissement d'Abbeville, n'ont eu lieu
que le 17 avril. Dans le système des contagionistes, il

faudrait que M. de Colette eût eu des communications avec les cholériques pour transporter la maladie à Lommelet ; or, le 17 avril il était parti.

» M. Bayard, venant de Chaulnes (Somme), a été reçu à Lommelet le 21 avril. Dès le 14 avril il y avait quelques cholériques dans l'arrondissement d'Amiens ; mais Chaulnes n'est qu'à quelques lieues de Péronne ; Bayard a dû partir de chez lui quand l'épidémie débutait à peine ; on ne peut présumer qu'il en put transporter les germes, ni que ces germes aient attendu tout le temps qui s'est écoulé depuis pour se développer.

» Delannoy, entré le même jour, venait de Templeuve, où ne régnait pas le choléra.

» Dubois, venant de Valenciennes, est entré le 1.er mai, six à sept jours avant l'invasion de l'épidémie, à Lommelet. Dès le 25 avril, il y avait neuf cholériques dans l'arrondissement de Valenciennes ; mais ce n'est que vers le 5 mai que le nombre augmenta sensiblement, et ce n'est que plus tard que l'épidémie devint intense et attaqua la ville d'où venait Dubois.

» Les aliénés que nous venons de citer ne paraissent donc pas avoir eu des communications avec des cholériques, ni même être venus de lieux infectés au moment de leur départ.

» Qu'on fasse maintenant attention aux circonstances suivantes :

» Aucun des individus que nous avons nommés n'a été atteint du choléra.

» Tous les individus arrivés des pays suspects sont dans la classe des pensionnaires et séparés des pauvres. Ce sont ceux-ci qui ont fourni les premiers malades, et les malades les plus nombreux, quoique leur classe compte moins d'individus que la classe des pensionnaires. Ceux-ci sont au nombre de 25. Les pauvres au nombre de 18. Parmi les pensionnaires il y a eu deux malades et un parmi les gens de service ; parmi les pauvres il y en a eu cinq, au nombre desquels était un pensionnaire qui était placé avec les pauvres à cause de sa malpropreté. Il est juste, toutefois, d'observer que la séparation des deux classes d'aliénés n'est pas telle qu'on puisse dire que toute communication est impossible ; mais enfin ils vivent séparément.

» On voit donc que toutes les probabilités se joignent pour exclure l'idée de contagion. Les aliénés les plus nouvellement reçus n'ont point eu de communication avec les cholériques, ils ne viennent même pas de localités infectées: ils ne sont pas malades eux-mêmes. Les premiers malades sont ceux avec lesquels ils ne vivent pas. On ne peut donc, en vérité, attacher quelqu'importance à l'arrivée d'un individu qui a respiré l'air d'un arrondissement dans lequel étaient épars quelques cholériques ! Si d'autres individus sont atteints après cet événement, y a-t-il autre chose qu'une coïncidence fortuite ? C'est pourtant sur des faits aussi peu étudiés qu'on a souvent déclaré la contagion. Ecoutez ce qu'on lit dans le Moniteur : « Le 18 avril, un » maçon venant de *Lille*, a été attaqué du choléra à GŒUL- » ZIN ; il est en danger de mort. » C'est le premier cas de choléra observé à Gœulzin, où la maladie a porté des coups si terribles ; il n'y avait eu que quelques cas épars dans la ville de Douai ! serait-ce que notre ville aurait envoyé le cruel fléau dans la vallée de la Scarpe, si horriblement ravagée ? C'est ce qu'on n'aurait pas manqué de dire si un seul accident avait eu lieu dans notre ville ; mais jusque là elle avait été totalement préservée.

» Rappelons maintenant les faits qui ont précédé et suivi l'invasion de l'épidémie cholérique dans notre cité, afin de constater si elle nous est venue de Lommelet, où si elle a été apportée par un voyageur; s'il en est autrement, on aura une idée plus nette de son mode de propagation, et dans la maison des frères de Saint-Jean-de-Dieu, si précieuse à observer à cause de son isolement, et dans une grande ville long-temps préservée.

» Un phénomène singulier frappe d'abord l'observateur : la ville de Lille est de toutes parts exposée à recevoir les principes du mal s'ils se transportent par les individus qui ont traversé les pays dans lesquels l'épidémie règne avec fureur pendant des mois entiers, elle est complétement entourée d'un cordon cholérique. Tous les jours des marchandises, des chevaux, des voitures, des voyageurs nombreux arrivent au milieu de nous et nous ne sommes point attaqués. On ne peut pas dire que les voyageurs n'ont point de prédisposition, car, dans la supposition que le choléra a été introduit à Lommelet par les individus nouvellement arrivés, il eût été introduit par des individus sans prédisposition, puisqu'aucun d'eux n'a contracté la maladie ; on ne peut pas dire non plus que les voyageurs n'ont point rencontré de sujets prédisposés à devenir cholériques, car ils ont été si nombreux qu'ils ont été en rapport avec toute la ville. Nous-mêmes, qui avons visité les lieux infectés, qui avons vu et palpé des cholériques vivans et morts, qui n'avons eu recours à aucune précaution, et qui, en arrivant, sans prendre de repos, sans changer de vêtemens, avons eu des rapports immédiats avec des gens bien portant, et surtout avec des malades, avec des riches et avec des pauvres, nous n'avons ni pris ni donné la maladie.

Il y a plus : la ville a eu à subir, non-seulement la visite d'un grand nombre de voyageurs imprégnés des émanations cholériques, mais la femme qui aurait reçu le choléra de son mari, venant de l'hôtel des invalides (lequel ne fut pas malade) fut atteinte le 28 avril et ce n'est que le 31 mai que

Chamussy fut frappé ; un homme avait eu un cas incomplet dans la cour de l'Assommoir, le même jour que la femme mentionnée, et sans avoir eu de communication avec elle ni avec son mari.

Le 11 mai, la ville a reçu une cholérique qui, deux jours après, est morte des suites de la maladie qu'elle est venue nous faire voir : Eh bien ! elle était malade dans la diligence, et ses compagnons de voyage n'ont point été malades, et les personnes qui, depuis, ont été enfermées dans cette voiture, qu'on n'a pas désinfectée, n'ont pas été atteintes du choléra. La malade a visité une maison de la rue de la Barre, et là personne n'est devenu malade ; elle a passé la nuit dans la rue de Boufflers, sans nuire à la santé des voisins, ni des habitans de la maison où elle a été reçue ; elle a été visitée par plusieurs personnes, entr'autres par le médecin, le maire de Lille, etc., et ces personnes sont en parfaite santé ; elle a été portée à l'hôpital, vue et touchée par une grande quantité de médecins, d'élèves, de fonctionnaires, de sœurs de charité, d'infirmiers, de visiteurs de toute sorte ; on n'a pu rencontrer aucun individu disposé à recevoir l'impression des émanations de son corps et l'hôpital est resté sain. Après la mort elle a été examinée et touchée par un aussi grand nombre d'individus, et depuis le 12 mai, jour de la mort de notre cholérique, jusqu'au 31 du même mois, jour où Chamussy tomba malade, nous restâmes purs de toute contagion.

Ainsi pendant un laps de temps considérable, le chef-lieu du département du Nord est exposé de toutes parts aux effets de la maladie régnante, et il reste complétement sain ; il a des communications journalières et multipliées avec des lieux infectés, et le choléra n'arrive pas. Chacun attend incessamment l'heure où il faudra payer le tribut du sang ; il semble qu'il n'y ait plus qu'à choisir les victimes, et la mort ne vient pas les prendre.

Voilà un premier fait qui semble avoir une toute autre puissance que les circonstances accidentelles qu'on a notées sans les approfondir et sans apprécier avec exactitude leur influence directe. Ce premier fait force déjà à éloigner l'idée de transmission contagieuse : la maladie est long-temps proche ; elle nous touche, et ne nous saisit pas.

Mais lorsque l'heure de son influence sonne pour nous, comment agit-elle ? Le choléra avait, comme nous l'avons dit, établi comme une ligne de circonvallation autour de Lille ; des lieux où il est assis il ne part pas, quittant un point déterminé pour faire une attaque en un seul endroit rigoureusement circonscrit ; il semble plutôt resserrer ses lignes, nous envelopper, nous serrer sans cesse de plus près ; il nous envahit, en quelque sorte, comme les eaux d'une inondation montent sur un point culminant et isolé, avec uniformité et gradation. Ce n'est pas là la marche de la contagion qui dirige ses attaques d'une manière brusque, circonscrite, visible, qui se précipite sur un seul point, tout aussitôt qu'une occasion est fournie ; qui est comme une étincelle déposée, autour de laquelle l'incendie couve, se montre, éclate, avant d'envahir ce qui l'entoure. Ici rien de cela : répandue sur de vastes régions, la cause déterminante du choléra nous gagne insensiblement et nous submerge avec lenteur.

Arrivée dans nos murs se conduira-t-elle au moins comme une peste que le contact transmet ? La verra-t-on se cantonner d'abord dans le premier quartier attaqué ? Va-t-elle foudroyer spécialement ce qui l'avoisine, et se répandre sans retard loin de son premier foyer ? En aucune manière! Une cholérique, venue de Douai, meurt à Lille le 14 mai, après avoir été, pour ainsi dire, promenée de quartier en quartier, et reçu la visite de tous ceux que l'amour de la science, l'intérêt public et la curiosité amenaient en foule

autour de son lit ? Après cet événement il n'est plus question du choléra à Lille jusqu'au 31 mai. Ce jour enfin, un
habitant de Lille est frappé, et ouvre la liste funèbre. Après
lui on ne va pas voir ceux qui l'entourent devenir les premières victimes. De nouveaux cholériques peuvent s'observer, à la vérité, mais ils sont rares ; à peine un nouveau cas
est signalé chaque jour, Plusieurs jours se passent même
exempts d'accidens ; tous les malades sont disséminés ; c'est
dans tous les quartiers, c'est à toutes les extrémités de la
ville qu'ils apparaissent successivement.

Ce n'est que le 26 juillet qu'une femme devint la proie du
choléra dans une maison où son fils avait été frappé quatre
jours auparavant ; mais aucun des autres locataires de cette
habitation n'est atteint, et la cour Michel, où elle est située,
ne présente aucune autre victime. Après ce jour la maladie
continue, les cas deviennent plus nombreux, mais toujours
éparpillés dans des rues diverses jusqu'au 2 août. Ce fut
seulement à cette époque qu'arrivèrent les événemens de la
rue du Metz. Quinze malades furent foudroyés en quatre
jours dans trois maisons attenantes. L'épidémie, alors dans
son intensité, continua de frapper encore des victimes épar-
pillées ; ou sembla se complaire à anéantir la population de
quelques ruelles infectes et rétrécies.

Certes on ne voit rien dans cette marche du choléra qui
puisse le faire regarder comme contagieux. Ce n'est pas
ainsi que procède une maladie qui se transmet par le contact
immédiat, ou par les émanations directes du corps humain.
Ajoutons aux circonstances que nous venons d'énumérer,
que les médecins se livraient avec un excès de zèle aux soins
qu'exige l'affreuse maladie qu'ils ont eu à combattre ; ils
s'adonnent avec ardeur aux travaux nécroscopiques : aucun
ne paie son tribut à l'épidémie. Presque tous les infirmiers
sont également préservés ; pareillement les sœurs religieuses

des hôpitaux : une seule contracte la maladie dans l'hospice, dont toute la population infirme et valétudinaire semblait vouée à une complète extermination ; et cette sœur, dès le début de la maladie, avait déclaré qu'elle éprouvait une insurmontable répugnance à soigner des cholériques ; elle avait été occupée dans un quartier où n'avait pas pénétré le choléra, et où elle fut saisie plus tard.

D'un autre côté la sœur Vincent, du même hospice (nous aimons à signaler ici son nom et son sublime dévouement), s'enferme pendant dix-neuf jours et dix-neuf nuits dans la salle des cholériques, les soignant, les lavant, les ensevelissant, ne prenant de repos qu'en se jettant sur un lit momentanément vide, sur un de ces lits dont les malades étaient plusieurs fois enlevés en vingt-quatre heures ; la sœur Vincent n'éprouva aucune atteinte du choléra. Malheureusement elle n'en fut pas moins victime de son incroyable zèle ; elle contracta une pneumonie qui, devenue chronique, donne beaucoup d'inquiétude à ceux qui ont apprécié son zèle surhumain. Aux personnes que nous avons mentionnées, nous ajouterons les hommes qui allaient chercher les pauvres au fond de leurs misérables demeures, pour les transporter à l'hôpital ; les médecins chargés de constater les décès ; ils échappèrent à l'influence des causes qui semblaient devoir agir spécialement sur eux. On vit des mères agonisantes conserver leur enfant à la mamelle sans leur communiquer le choléra. Cinq personnes, le père, la mère, trois enfans, couchaient dans un même lit ; la mère et un enfant y moururent, les autres ne furent pas atteints du choléra. On ne finirait pas si on voulait multiplier les faits singuliers qui semblent prouver d'une manière palpable la non existence d'un principe contagieux. D'un autre côté, aucun fait ne prouva d'une manière concluante la réalité de la contagion. On cita l'épouse d'un coiffeur, que nous avons

mentionnée, qui était allée chercher son enfant atteint du
choléra, à la campagne, et le ramena en ville, où il mourut; elle succomba bientôt elle-même sous les atteintes du
même mal; mais nous avons noté que sa mort arriva préci-
sément au moment où l'épidémie semblait vouloir entamer
la classe aisée. Non loin de son domicile, la demoiselle d'un
libraire venait d'être atteinte. Tout ce qu'on peut donc rai-
sonnablement déduire de ce fait isolé, c'est que la vive douleur qu'elle éprouva, développa l'action des causes sous
l'influence desquelles elle vivait.

Nous pensons donc que le choléra n'eut dans notre ville
aucun caractère contagieux; il fut seulement épidémique.
On sent parfaitement que nous ne voulons pas généraliser
notre pensée; notre jugement porte seulement sur les faits
que nous avons été à même d'observer, et nous disons qu'à
côté de ces faits, ceux qu'on a notés, par exemple l'arrivée
d'un individu qui avait quitté un pays dans lequel apparais-
sait le choléra, ont une valeur entièrement négative. Ce sont
des cas fortuits qui ne paraissent être de quelque importance que lorsqu'on les met en relief, en laissant en oubli
toutes les circonstances générales et particulières qui les ont
accompagnés.

Description générale.

Les observations individuelles que nous avons pris soin
de relater pour préciser chacune des époques de l'épidémie,
rendent de nouveaux détails peu nécessaires pour faire connaître les symptômes qu'offrit le choléra dans notre ville :
elles sont plus que suffisantes pour en donner un diagnos-
tique certain. Il devient maintenant superflu de décrire mi-
nutieusement une maladie qui a parcouru toute l'Europe,
et que partout les médecins les plus distingués se sont em-

pressés d'étudier. Les symptômes se montrent presque identiques en tous lieux. Nous devons donc nous contenter
de tracer à grands traits l'histoire d'une affection qui a
une fixité si grande dans sa manière d'être. Il n'est pour
ainsi dire utile d'en donner le signalement que pour attester
que c'était bien à elle qu'on avait affaire.

Dans le début, les cholériques avaient des selles liquides
et des vomissemens.

Nous avons dit que quelque temps avant l'invasion du
choléra à Lille, beaucoup de personnes étaient affectées de
coliques, de nausées et de diarrhées qui duraient pendant
plus ou moins long-temps. Il était par conséquent fort difficile, lorsque la maladie s'arrêtait, de déclarer si on avait
traité un choléra ou seulement une cholérine. Aussi, lorsque
la malade de la rue St.-André et la malade de la cour de
l'Assommoir furent atteints, le choléra n'était pas encore
connu en ville; beaucoup de personnes crurent que la maladie observée n'appartenait pas au fléau asiatique; lorsqu'au contraire on le vit s'établir dans nos murs, on commença à penser que les deux cas observés indiquaient la
présence des causes qui ont fait régner le choléra épidémi-
quement, et l'on crut que la maladie n'avait point été portée
au maximum d'intensité, soit parce que l'influence morbi-
fique n'était pas assez puissante, soit parce qu'elle avait été
arrêtée par le traitement employé. Toujours est-il que le
choléra débutait de la même manière que la cholérine, et
qu'on n'a point résolu la question suivante : le choléra
doit-il parcourir tous ses périodes d'une manière fatale, ou
bien peut-il être arrêté dans sa marche par un traitement
approprié ? Nous sommes disposés à adopter, de préférence,
cette dernière opinion. Nous avons vu des personnes ne présenter que les premiers symptômes du choléra, quoiqu'elles
ussent placées identiquement dans les mêmes circonstances

que d'autres chez lesquelles il a parcouru toutes ses phases;
mais s'il est vrai qu'un traitement énergique employé dès le
début peut modifier profondément la maladie, on n'a plus
aucun signe pour distinguer nettement le véritable choléra
de la cholérine, et l'on se trouve forcé de déclarer que la
distinction des auteurs est insuffisante. On est fondé à croire
que lorsque le choléra cyanique règne dans une localité,
les cholérines intenses doivent être regardées comme pro-
duites par la cause épidémique. Voici un fait qui m'est personnel et qui pourrait peut-être donner quelque poids à
cette opinion. L'épidémie était dans toute son intensité;
nous étions fort fatigués ; plusieurs cholériques étaient traités par moi dans les deux maisons qui touchent la mienne ;
je fus pris tout-à-coup d'un malaise indéfinissable, de coliques, et j'eus bientôt des selles extrêmement fréquentes,
liquides, mais remarquablement peu copieuses (à peu près
une à deux onces) : elles consistaient en un liquide d'abord
limpide, puis roussâtre et comme sanguinolent, et au milieu
nageaient de petits flocons blancs si abondans qu'ils formaient la plus grande partie des selles rendues. Quelques
lavemens opiacés, la diète absolue et des boissons convenables firent bientôt disparaître ces accidens ; le malaise se
dissipa presque aussitôt, et je ne fus pas même empêché de
visiter mes malades, quoique je fusse très-sensiblement af-
faibli. Voilà certes une affection bien insignifiante ; mais qui
oserait dire qu'elle n'a pas été produite par la même cause
que celle qui a tué mes deux voisines, d'un âge avancé,
peu soigneuses de leur santé, habitant un appartement
obscur et sale, et suivant un régime peu convenable.

Quoiqu'il en soit, dès le début du choléra, les malades
avaient des vomissemens d'abord aqueux, quelquefois un
peu bilieux et des selles liquides abondantes, d'abord jau
nâtres et formées d'excrémens délayés, puis, elles devenaiet

aqueuses et contenaient toujours les flocons blancs semblables
à des grains de riz qu'on a tant de fois signalés. Quelquefois
le liquide était très-limpide, comme une très-légère décoction de riz ; d'autres fois il était un peu plus trouble ; les
matières vomies prenaient le même aspect ; des vers ont été
fréquemment rendus par la bouche ou l'anus ; sur la fin de
la maladie les selles ont quelquefois pris une teinte de lie-de-
vin, et sont par fois devenues sanguinolentes. Après les
selles paraissaient bientôt les crampes, manquant rarement,
quelquefois assez légères, d'autres fois atroces et arrachant
aux malades d'horribles cris.

Les urines se supprimaient promptement : ce symptôme
a été presque constant. Chez presque tous les malades, dès
le principe, on observait une sorte d'anéantissement re-
remarquable ; au milieu des plus vives douleurs et des signes
d'une grande irritation intestinale, il n'y avait point d'énergie
vitale, d'irritation fébrile ; il y avait malaise, abattement,
mais non sentiment d'une destruction prochaine; l'expression
des traits avait quelque chose qui annonçait la douleur ;
mais par un singulier mélange, on y trouvait une sorte
d'indifférence. Le malade n'avait point de terreur, ne se
croyait pas en danger ; les parens aussi étaient en sécurité
au commencement de l'épidémie quand la terrible expérience
n'avait rien enseigné, on avait peine à leur persuader que
dans quelques heures la mort aurait frappé. C'était une
chose singulière que cette innocuité apparente d'une maladie
qui tuait en peu d'instans. Lorsque ceux des membres du conseil de salubrité qui n'étaient point médecins vinrent visiter l'hôpital général, qui était ravagé par l'épidémie, ils ne
pouvaient se figurer qu'ils voyaient véritablement le choléra.
Ils s'attendaient à un tableau effrayant : les cholériques qu'on
leur montrait leur paraissaient à peine malades ; avant la fin
de leur visite plusieurs avaient pourtant cessé de vivre,

Pendant toute sa durée, notre épidémie conserva presque
généralement ce caractère insidieux : les malades n'étaient
vivement agités que pendant la période des crampes, quelquefois elles étaient terribles, mais le plus souvent modérées.

Cependant les symptômes s'aggravaient rapidement. La
voix était éteinte et avait un timbre particulier; les yeux
qui, dès le principe, étaient enfoncés, devenaient de plus
en plus caves; ils étaient ternes, flétris, entourés d'une
auréole bleuâtre; le pouls devenait filiforme, à peine perceptible; l'artère radiale cessait de battre tout-à-fait; les
pulsations des artères carotides étaient souvent difficiles à
sentir; les battemens du cœur lui-même n'étaient plus
senties. Il arriva que lorsque les battemens des artères radiales et carotides étaient imperceptibles on reconnaissait des
pulsations énergiques dans la région épigastrique; la peau
était froide, comme visqueuse, inerte, sans rétractilité;
elle était celle d'un cadavre : lorqu'on la pinçait, les plis
qu'en avait formés restaient long-temps sans s'effacer; les
mains prenaient une teinte bleuâtre, ainsi que la figure;
quelques parties du corps participaient quelquefois à cette
couleur; en général la cyanose était peu intense. Ce n'est
que dans le plus petit nombre de cas que quelques portions
des tégumens étaient d'un bleu foncé. La langue était humide et froide, souvent pâle; l'haleine était glacée; la soif
souvent vive.

Fréquemment les malades éprouvaient une douleur aiguë
et un sentiment d'ardeur à l'épigastre; les vomissemens
devenaient rares ainsi que les selles : celles-ci devenaient
plus épaisses; elles semblaient une bouillie presqu'entièrement formée des flocons qui nageaient dans les premières
évacuations; quelquefois elles prenaient une couleur *horteasia*
ou elles devenaient sanguinolentes. Ce signe était redoutable.
Les facultés intellectuelles restaient intactes. Les malades

répondaient avec justesse aux questions qu'on leur adressait; mais ils cessaient bientôt de s'en occuper; il était facile de réveiller leur attention ; mais bientôt ils retombaient dans un état d'absorption; ils n'étaient point assoupis ; mais semblaient dans une grande inertie, dans un complet abandon. Dans le plus grand nombre des cas ils ne paraissaient point souffrir beaucoup, quoique leur physionomie indiquât une souffrance non point vive, mais profonde, une souffrance qui tue. Ils ne se plaignaient guères et ne paraissaient point terrifiés, pas même inquiets.

Quelquefois le pouls se ranimait, la chaleur reparassait incomplète et peu intense, et la maladie n'en marchait pas moins vers un terme fatal. D'autres fois la réaction était plus entière, la circulation se rétablissait plus pleinement, les artères battaient avec force ; mais alors une nouvelle série de dangers se présentait : par fois les organes principaux, le cerveau notamment, étaient le siège de congestions funestes. D'autres fois des inflammations franches se développaient dans l'estomac et les intestins; la langue se séchait, rougissait, et dans certains sujets se développaient des affections thyphoïdes.

Lorsque les malades guérissaient, les convalescences étaient longues. Malheureusement dans un grand nombre de cas, la maladie avait une terminaison funeste.

Nécroscopie. — Quelques heures après la mort, les cadavres étaient plus chauds qu'à la fin de la vie : le facies avait souvent perdu l'expression de douleur concentrée qu'offraient les malades; quelquefois la physionomie était celle de l'homme vivant, comme celle de l'homme respirant encore, pensant, parlant, était celle d'un cadavre. La peau restait gluante.

A l'ouverture du crâne on trouvait, le plus fréquemment, le cerveau et le cervelet dans l'état sain; mais leurs vaisseaux, ainsi que ceux des méninges, contenaient une grande quantité de sang noir.

Le canal rachidien ne présentait rien de fort remarquable ; la moële épinière semblait dans l'état naturel ; les vaisseaux de ses membranes étaient ordinairement injectés ; le système nerveux n'offrait aucune altération appréciable à nos sens ; nous avons plusieurs fois examiné avec soin le système ganglionaire, il paraissait être dans l'état ordinaire.

Les poumons étaient sains et crépitans.

Le cœur était flasque et contenait dans ses cavités droites des caillots plus ou moins volumineux ; dans ses cavités gauches on trouvait un sang à demi coagulé et semblable, ainsi qu'on l'a dit plusieurs fois, a de la gelée de groseille demi-liquide.

L'estomac était pâle ou présentait çà et là des traces d'inflammation ; il contenait souvent un liquide analogue à celui qui avait été vomi pendant la vie.

Les intestins ont souvent offert des signes évidens d'inflammation ; ils étaient injectés et présentaient des plaques d'un rouge plus ou moins intense ; la membrane muqueuse était par fois épaissie et boursoufflée en certains endroits ; on la trouvait par fois aussi parsemée de petits tubercules blancs, mous, saillans, formés par les glandes de Brunner ; les vaisseaux du mésentère étaient presque toujours injectés ; rarement les ganglions étaient enflammés ; l'inflammation allait ordinairement en décroissant depuis le duodenum jusqu'au colon. Mais dans un grand nombre de cas, on ne trouvait pas de traces d'inflammation suffisante pour expliquer la violence des symptômes. Un fait que nous avons toujours rencontré, c'est que l'intestin contenait un liquide plus ou moins épaissi par les flocons blanchâtres, comme albumineux, et que la membrane muqueuse était tapissée d'une couche épaisse, blanchâtre, facile à détacher et dont les débris étaient semblables aux flocons qui flottaient dans le liquide. Cette abondante exudation d'une nature

particulière nous parut présenter le phénomène le plus constant et témoigner d'une excitation excessivement vive de la
surface muqueuse.

On a trouvé très-fréquemment des vers lombrics dans la
cavité intestinale. On a cru remarquer que la membrane
muqueuse était rouge dans les portions d'intestin qui contenaient les vers. La vessie était excessivement petite, re-
tractée et vide; elle ne présentait, non plus que les uretères
et les reins, aucun signe d'inflammation. La rate et le foie
étaient ordinairement dans l'état sain. La vésicule biliaire
était le plus souvent pleine d'une bile de couleur presque
noire.

On voit d'après cet exposé que l'ouverture des corps ne
nous a révélé que des faits semblables à ceux qui avaient
déjà été observés. Ils nous démontrèrent bien que la membrane muqueuse des intestins était le siége d'une action vive
et redoutable ; mais nous restâmes dans une ignorance absolue de la cause qui produit cette effrayante série de symptômes qui font du choléra une maladie si distincte et si
éloignée de tout ce qu'on a vu. Nous ne savons pas plus
qu'avant l'épidémie dans quel organe agit le principe premier, ni par quel mode d'action il produit les phénomènes
effrayans qui se manifestent d'une manière constante ; nous
ne savons pas comment il arrête la circulation; comment il
glace le souffle de la vie; comment il éteint la source de la
chaleur animale, et congèle, pour ainsi dire, le sang dans
les organes vivans. Le malade est, comme on l'a dit, cadavérisé, et ce cadavre respire, il pense, il parle, il marche
même : son bras, sans vie, sans pouls, sans chaleur, s'étend
et se meut dans une entière liberté ; le corps est tué, mais
l'intelligence survit; elle secoue et fait remuer les organes,
comme s'ils fonctionnaient encore, et comme s'ils n'appartenaient pas déjà à la nature morte. Les cholériques sem-

bleut réaliser la fiction des morts qui se lèvent, agitent leurs membres, sans reprendre la chaleur et la vie.

La cause immédiate de ces phénomènes extraordinaires est encore ignorée ; ils restent inexpliqués; ils ne peuvent se rattacher aux théories ordinaires de la science. Ce sont des des faits qui demeurent isolés et sans analogie, par conséquent ils ne sont point compris. Ils ressemblent aux phénomènes qui s'offrent pour la première fois au chimiste ou au physicien, et qui refusent de se rattacher aux principes découverts jusqu'alors; ils annoncent une série de faits inconnus ; ils dérivent de lois qui ne se révèleront que lorsque de nouvelles observations seront faites ou qu'on aura reconnu dans les anciennes expériences tout ce qu'elles disaient.

Malheureusement jusqu'à présent on en est encore réduit aux hypothèses sur la nature du choléra. Il en résultera nécessairement que le traitement ne pourra nullement être rationnel ; il ne pourra être qu'empirique. Nous serons bien heureux s'il peut être suivi de quelques succès. Nous allons faire connaître en quoi il a consisté, et quels ont été ses résultats.

Traitement.

Cette partie de notre travail sera la moins satisfaisante. Nous sommes forcés d'avouer tout d'abord l'impuissance de l'art contre une maladie dont la nature est encore couverte d'un voile épais. Nous nous efforcerons cependant de recueillir les faits que nous avons observés. Ce n'est effectivement qu'en multipliant les observations qu'on pourra parvenir à obtenir des résultats bien fondés. Celles qui ont été faites pendant la dernière épidémie, ont peu d'utilité actuelle, nous le confessons; mais jointes à celles que l'avenir nous réserve peut-être, elles pourront servir de base à un système rationnel.

La classe pauvre ayant été presque exclusivement atteinte par le choléra, la majeure partie des malades a été traitée dans les hôpitaux qu'on avait disposés pour eux. Dans le principe le nom seul de l'hôpital inspirait une sorte d'horreur aux cholériques. Leur répugnance ne semblait pas mal fondée ; car on ne voyait guères revenir ceux qui étaient admis dans les salles qui avaient été préparées pour les recevoir. A Lille, comme ailleurs, les premiers malades étaient comme foudroyés. Aussi il n'est bruit absurde qui ne se soit répandu parmi le peuple. On empoisonnait les malades, on les brûlait, etc. On avait dit qu'on avait mis du poison dans les alimens dans l'hôtel où Chamussy prenait ses repas. L'intendance s'assura que la liqueur ne contenait que du caramel et qu'elle ne servait qu'à colorer le bouillon. On avait répété, lorsque le choléra faisait des victimes à Lommelet, que les insensés étaient empoisonnés avec du vert-de-gris, assertion qu'on reconnut tout-à-fait absurde ; une si grande défiance existait dans la population, que les pauvres refusèrent les soupes gélatineuses qu'on leur distribuait. L'intendance fut obligée de chercher les moyens de faire rétablir ce secours, qu'elle regardait comme utile. Elle nomma une commission pour s'occuper de cet objet. (1).

Cependant, lorsque les pauvres virent qu'on mourait encore plus rapidement dans son domicile que dans l'hôpital, et surtout quand ils virent des convalescens revenir de l'Hôtel-Dieu et témoigner des bons soins qu'on y recevait, ils se décidèrent facilement à s'y laisser transporter. Tant qu'ils s'obstinèrent à rester dans leurs demeures, on les traita chez eux et on fit très-bien ; car la contrainte aurait rendu encore plus effrayant l'asile où on voulait les conduire.

_____

(1) Cette commission était composée de MM. Delezenne, *professeur*, Théod. Barrois et Demesmay, *rapporteur*.

On attendit l'effet des convictions, et bientôt la majorité réclama les secours qu'on ne les forçait pas d'accepter. On ne traita presque plus de malade à domicile.

Il est donc du plus haut intérêt de connaître les résultats des traitemens dans les divers hôpitaux de Lille. Les médecins, placés à la tête de ces établissemens, ont eu l'obligeance de nous fournir les renseignemens qu'ils pouvaient nous communiquer. Nous allons les faire connaître.

Nous transcrirons d'abord textuellement une note qui nous a été remise par notre collègue, M. Dourlen, médecin en chef de l'hôpital St.-Sauveur, chargé du service des femmes.

Traitement des femmes cholériques dans l'hôpital St.-Sauveur ou Hôtel-Dieu.

« Lorsque le choléra s'est manifesté à Lille, deux méthodes de traitement étaient adoptées et vantées par des hommes dont l'expérience, les lumières et les talens sont universellement connus dans la capitale ; je les employai avec d'autant plus de confiance qu'elles me promettaient les résultats les plus satisfaisans. J'étais loin de croire que je pusse être trompé dans mon attente. C'est néanmoins ce qui m'est arrivé.

» Je ne tardai pas à m'apercevoir que la méthode antiphlogistique n'a qu'un temps pour recevoir une généreuse application ; celui où se déclarent les symptômes précurseurs du choléra, autrement dit ses prodromes ; qu'il n'en est pas de même dans la période *algide*, où elle est absolument nulle et impraticable.

» Ce n'est pas que j'aie tiré plus d'avantage dans cette dernière de la méthode excitante, consistant dans l'administration du vin chaud, du punch, des potions éthérées les plus animées. J'ai toujours vu qu'elles étaient aussitôt vo-

mies qu'ingérées, sans avoir laissé la moindre impression
notable sur la muqueuse de l'estomac.

» J'ai fait la même observation relativement aux potions
opiacées, administrées dans la vue d'éloigner la fréquence
des vomissemens et des selles.

» Forcé de recourir à d'autres moyens, sauf à courir, en
désespoir de cause, la chance des contre-sens et d'essais,
ceux employés ne m'ayant donné pour résultats qu'une affreuse mortalité, je me décidai à rechercher dans l'étude
des principaux symptômes de la maladie, les indications
les plus importantes à remplir. Je m'aperçus bientôt de la
nécessité 1.º d'opérer par des moyens plus intérieurs qu'ex-
térieurs, une réaction puissante du centre à la circonfé-
rence ; 2.º de seconder les efforts de la nature pour délivrer
l'estomac et les intestins de la turgescence des matières dont
ils sont opprimés ; 3.º de réveiller l'action du cœur et des
artères, seul moyen de rétablir, avec la circulation du sang,
la chaleur à la peau.

» Le moyen pour y parvenir me parut indiqué dans les
conseils du père de la médecine... «Le vomissement se guérit
par le vomissement. » ..... Évacuez par haut ou par bas les
matières turgescentes qui demandent à l'être.

» Partant de ces principes et de mes observations, je ne
balançai plus sur l'administration d'un vomitif.

» Je donnai la préférence à l'ipécacuanha, ayant eu l'occasion plusieurs fois d'éprouver ses bons effets dans les diarrhées colliquatives.

» Je l'administrai en poudre à la dose de quinze grains
que j'avais soin de faire délayer dans très-peu d'eau, pour
que le malade pût le garder quelque temps dans l'estomac. Je
l'engageai à ne boire qu'autant qu'il en éprouvât le besoin
extrême. Je ne redoutais pas les efforts qu'il faisait pour vomir, et je les secondais en le faisant boire plus largement ;

ils déterminaient presque toujours, avec l'éjection de la matière cholérique, la sortie de trois ou quatre vers lombrics vivans et d'une immense dimension. Alors le malade éprouvait un mieux être général. Les vomissemens s'arrêtaient, les selles devenaient moins fréquentes ; on lui donnait une potion cordiale qui le restaurait et lui faisait le plus grand plaisir. La peau se réchauffait insensiblement, et, en moins de deux heures, le mouvement du cœur et du pouls était sensible au toucher. Les boissons froides plaisent au malade par-dessus tout ; on lui donnait de temps à autre un morceau de glace qu'il savourait avec délices.

» La réaction à la peau continuant, on la favorisait par des applications chaudes. Les mouvemens du cœur et du pouls devenaient moins obscurs; la cyanose s'effaçait par degrés ; les vomissemens, ainsi que les selles, devenaient beaucoup plus rares, et lorsqu'ils se représentaient, ils cédaient facilement à quelques potions légèrement opiacées. La chaleur une fois bien établie à la peau, ainsi que la transpiration, les crampes cessaient totalement, et les urines, jusque-là supprimées, reprenaient leur cours.

» Si au bout de deux ou trois jours, ou quelque fois plus tôt, un léger mouvement fébrile venait se manifester, s'il s'y joignait de l'oppression ou de la sensibilité à la région épigastrique, j'ordonnais une saignée dans le premier cas, et dans le second, l'application de quelques sangsues sur les points douloureux.

» Si je remarquais une tendance à la congestion cérébrale, l'application de quelques sangsues aux tempes et derrière les apophyses mastoïdes manquaient rarement leur effet.

» Lorsqu'au bout de quelques heures, comme cela est arrivé plusieurs fois aux individus qui n'avaient pas rendu de vers, la réaction ne se soutenait pas, le malade, retom-

bant dans l'état algide, je recourais de nouveau à l'ipécacuanha qui, procurant leur sortie, faisait cesser tous les
accidens. Un fait digne de remarque, c'est que je l'ai administré jusqu'à trois fois aux mêmes individus, et ce n'est
qu'à la troisième que j'ai obtenu une solution absolue; mais
toujours après la sortie des vers lombrics.

» Après la cessation des vomissemens et des selles, les
malades se plaignaient souvent d'irritations plus ou moins
vives dans les intestins grêles. Après l'application de quelques sangsues qui procuraient peu d'effets, j'imaginais de
faire passer quelques lavemens de lait qui, provoquant aussi
la sortie de plusieurs vers, faisaient disparaître tous ces
accidens.

» Quelques choléras sont dégénérés dans la convalescence
en gastro-entérites-chroniques, d'autres en thypus. Deux
individus, échappés au choléra, sont morts des suites de ce
dernier. Plusieurs autres attaqués de fièvres intermittentes
ou retenus à l'hôpital pour causes de blessures ont contracté
le choléra.

» Plusieurs femmes grosses de trois à quatre mois, atta-
quées du choléra, sont toutes accouchées dans la période
algide d'enfans morts. Les crampes violentes qu'elles éprouvaient n'ont pas peu contribué à la sortie du fœtus. Une
seule est morte deux heures après l'accouchement. Les autres
sont guéries.

» Les femmes, et surtout celles d'un âge avancé, ont été
beaucoup plus sujettes au choléra que celles d'un âge moindre, les adolescens et les enfans. Des familles entières ont
été frappées. Nous avons reçu à l'hôpital, le père, la mère
et les enfans. La classe aisée a été extrêmement épargnée.
Peut-être parce qu'ayant payé le tribut à la *cholérine*, elle
en avait été guérie par les moyens convenables.

» Dans la cholérine, la méthode antiphlogistique a toujours eu l'avantage de guérir les malades et de préserver du choléra. Sur soixante individus que j'ai traités de la cholérine, six seulement ont contracté le choléra. Les autres en ont été préservés. Ce qui rend le choléra incurable, c'est la négligence qu'on apporte à le soigner dans le principe. Il marche quelquefois avec tant de rapidité que les périodes d'invasion et de froid se trouvent confondues. Celle de l'invasion est si courte qu'elle laisse à peine le temps d'agir. La gravité de la période algide est toujours en raison du retard apporté à réclamer les secours de l'art. La succession rapide des symptômes et leur intensité sont toujours d'un mauvais augure.

» Les signes les plus fâcheux, sont la décomposition des traits du visage, la rétraction des yeux au fond de leurs orbites, l'absence du pouls et des battemens du cœur, la cyanose, qui en est la conséquence ; le froid glacial du nez, de la langue, de toute l'habitude du corps ; les crampes des extrémités. Je ne suis parvenu à faire cesser ces dernières qu'en faisant frictionner un peu fortement les pieds, les jambes et les mollets, avec une flanelle imbibée de laudanum. On recouvrait les parties souffrantes de cataplasmes chauds et souvent renouvelés. La convalescence dans le choléra est ordinairement longue, difficile et périlleuse. On ne saurait prescrire un régime trop sévère. La moindre imprudence plonge les malades dans des rechutes funestes. La moindre indigestion dégénère en gastro-entérite dont on arrête difficilement le cours. L'alimentation doit toujours être proportionnée aux forces digestives. Il faut s'élever graduellement du bouillon, des panades, aux alimens solides, à la viande.

» Les moyens préservatifs sont trop connus pour que nous nous y arrêtions. Ces derniers ont-ils eu plus de succès que ceux thérapeutiques ? L'expérience et l'observation sont d'ac-

cord sur ce point. Si les premiers n'ont point détourné la
marche du choléra et arrêté sa propagation, ils ont au moins
modifié ses effets pour les individus appartenant à certaines
classes de la société.

» Quant aux moyens thérapeutiques mis en usage, malgré
qu'ils soient en grand nombre, plusieurs ont compté des
succès en trop petit nombre malheureusement pour effacer
le chiffre de la mortalité. Néanmoins, on doit savoir gré à
ceux qui ont multiplié les expériences dans l'espoir d'arriver
à des résultats satisfaisans.

» En résumé, au moment où l'épidémie nous quitte,
sommes-nous plus avancés que lorsqu'elle a commencé ?
Soyons de bonne foi : même ignorance sur la nature et la
cause du choléra, sur son mode de propagation; même in-
certitude sur le traitement curatif qui lui convient exclusivement.

» Jusqu'ici les observations nécroscopiques ne nous ont
guères éclairés sur le siége de la maladie. Point de doute que
ce ne soit l'estomac et l'intestin grêle.

» Que présentent ces derniers en général ?... La muqueuse
de tous les organes de la digestion abreuvée, ramollie par la
quantité de fluides dont-ils regorgent. ·

» Les vaisseaux qui rampent à sa surface, injectés et remplis du sang, qu'ils contenaient, ainsi que le cœur et les artères, avant le ralentissement de la circulation.

» Les médecins qui partent de ce dernier point pour prouver que le choléra est dû à une inflammation bien réelle de
tout le canal digestif, sont-ils bien fondés dans leur opinion ?
Ne pourrait-on pas leur opposer justement celle d'Antoine
Petit, dit *le grand*, qui dit avec raison : « qu'il ne faut pas
» voir l'inflammation partout. Ceux qui se fondent sur les
» dissections pour assigner les causes de la maladie ou de la
» mort, se trompent bien souvent. Les injections sanguines

» qu'on rencontre à la surface et dans l'intérieur des organes,
» loin de signaler toujours l'existence d'une inflammation
» ou d'un accroissement de ton et d'action dans les organes,
» sont au contraire la preuve de la faiblesse et de l'atonie
» dans lesquelles la maladie les a jetés.

» L'illustre *Bordeu* se plaignait déjà, de son temps, de
l'habitude de voir des inflammations partout où se présentent
sur le cadavre des injections sanguines et de la rougeur qui
peuvent procéder de bien d'autres causes.

» Que dirait-il aujourd'hui des médecins physiologistes
qui voient également partout l'irritation, l'inflammation et
prétendent guérir toutes les maladies avec une lancette, des
sangsues et de l'eau ? »

Nous renvoyons pour faire connaître le résultat du traitement, aux tableaux statistiques.

Le service des hommes de l'hôpital Saint-Sauveur était
confié à M. Brigandat, médecin adjoint. Nous transcrirons
aussi la note qu'il nous a remise.

Traitement des hommes cholériques dans l'hôpital Saint-Sauveur.

« Le nombre des hommes atteints du choléra et reçus à
l'hôpital St.-Sauveur a été de 220.

» Les premiers malades ont été reçus dans le mois de
juillet. La nature de la maladie sur laquelle nos idées étaient
fixées par la lecture et par l'examen cadavérique de quelques
femmes mortes à cette époque à l'hôpital nous firent employer d'abord un traitement antiphlogistique énergique.
Dans le commencement, la marche de la maladie n'étant
pas encore très-rapide, plusieurs malades guérirent facilement et promptement; mais bientôt la succession des
symptômes fut tellement rapide, que les évacuations san-

guires devinrent impossibles, ou si on obtenait du sang, le
malade, loin d'en être soulagé, tombait de suite dans
l'asphyxie et la cyanose la plus complète, et la mort arrivait
promptement. Dans le mois d'août cent vingt-deux malades
sont entrés à l'hôpital, sur ce nombre quatre-vingt-dix-sept
seulement ont été visités. Les vingt-cinq autres ne sont
restés que quelques heures ; ils sont entrés et sont morts dans
l'intervalle des visites qui avaient lieu quatre fois de six heures
du matin à huit ou neuf heures du soir. Dans le mois de
novembre, sur soixante-dix malades, quatorze ont été dans
le même cas que les vingt-cinq dont je viens de parler.

» Dans cet état de choses, n'obtenant rien de l'emploi de
la glace, des boissons acidulées, etc., de l'excitation de la
peau qui restait insensible à tous les stimulans, etc., nous
avons eu recours aux boissons alcoolisées d'abord, puis à
l'usage de l'ipécacuanha. Ces moyens ont déterminé des
réactions puissantes, mais presque toujours suivies de congestions redoutables à la tête ou sur les intestins ; ainsi on
a vu chez beaucoup de malades un thyphus mortel succéder
au choléra, ou des évacuations alvines formées de sang
finir par entraîner la perte du malade. Il est à remarquer que
parmi les nombreux individus qui ont présenté ce dernier
symptôme, deux seuls sont guéris. A l'ouverture du cadavre
nous avons toujours, dans ce cas, trouvé la muqueuse de
tout l'intestin grêle épaissie, fortement injectée, comme
villeuse et d'un rouge de brique. Elle était de plus tapissée
par une couche fort épaisse de mucosités sanguinolentes
d'un rouge foncé.

» Plusieurs malades, arrivés à l'hôpital dans la période
algide, en même temps qu'ils étaient soumis à l'usage des
infusions aromatiques alcooliques, ont été plongés dans un
bain tiède, rendu excitant par la farine de moutarde bien
récente. Des réactions promptes ont été obtenues par ce
moyen.

» L'aloës, déjà essayé par M. Biett, à l'hôpital St.-Louis, à Paris, a été employé chez cinq malades; deux sont guéris. Alors les évacuations alvines ont, ainsi que l'a annoncé M. Biett, promptement changé d'aspect. Chez un troisième la marche de la maladie n'a point été modifiée; chez le quatrième et le cinquième, les selles sont devenues sanguinolentes, mais chez l'un cet accident est arrivé si promptement après l'administration du médicament qu'on ne peut croire qu'il en ait été l'effet.

» Dans le fort de l'épidémie, un malade, à l'hôpital depuis quelque temps, pour un cancer à l'estomac éprouva, les symptômes du choléra; vomissemens et déjections alvines; crampes, froid des extrémités; cyanose de la face et des mains; pouls toujours sensible, mais très-petit. Traité par les stimulans à l'extérieur et le froid à l'intérieur, ce malade, au bout de trois ou quatre jours, revient dans l'état où il était avant l'invasion du choléra. Il est mort plus tard par les progrès de son affection cancéreuse.

» Chez deux phthisiques atteints du choléra, les symptômes de cette dernière affection ont également disparu, et après un temps plus ou moins long, les malades ont succombé à l'affection pulmonaire. Ils avaient été traités, l'un par l'ipécacuanha, et l'autre par les antiphlogistiques.

» Une chose digne de remarque et qui a frappé plusieurs médecins qui sont venus visiter les malades, est l'état d'agitation extrême dans lequel étaient les hommes que l'on était obligé de ne pas perdre de vue parce que dans leurs mouvemens continuels, ils se jetaient à terre, tandis que les femmes, quoique en proie à de vives souffrances, étaient généralement tranquilles dans leur lit. »

————————

M. Mackie, médecin anglais, a essayé d'employer, sur un malade de l'hôpital, sa méthode qui consiste à injecter de l'eau tiède dans l'estomac au moyen d'une pompe qui puise l'eau dans un bassin et la foule dans l'estomac, et à la retirer ensuite par le moyen de la même pompe en changeant les tuyaux de position. Quelquefois, au lieu d'aspirer l'eau de l'estomac, il l'a fait sortir par regurgitation. Le malade sur lequel se faisait l'expérience était fort mal. Il est mort pendant l'opération.

Le docteur Mackie traita dans l'arrondissement de Douai plusieurs malades qui guérirent par ou nonobstant son moyen thérapeutique.

La mortalité a été grande parmi les hommes (voir les tableaux statisques).

Ce qui explique ce fait, c'est l'état grave dans lequel les malades sont entrés, puisque dans le mois d'août, sur cent vingt-deux malades vingt-cinq n'ont pas pu être visités; et dans le mois de septembre, sur soixante-dix malades quatorze sont aussi morts avant la visite. De plus, on n'a compris dans la liste des cholériques que les malades qui avaient tous les symptômes du choléra asiatique bien confirmé, et jamais ceux qui n'avaient que la cholérine. Ensuite on a compté parmi les victimes du choléra, toutes les personnes qui ont éprouvé des affections diverses dans la période de réaction, comme le typhus, l'apoplexie, etc.

La garnison de Lille a peu souffert de l'épidémie; cependant on verra, avec intérêt, une note sur les soldats atteints du choléra, rédigée par M. Trachez, chirurgien en chef de l'hôpital militaire. Nous allons l'insérer.

Cholériques reçus à l'hôpital militaire de Lille, depuis le 26 août 1832 jusqu'au 10 septembre suivant.

« Il est entré à l'hôpital militaire, pendant l'intervalle de temps indiqué, vingt-sept militaires, à très-peu près, atteints du choléra épidémique. Le nombre n'est pas pré-

cisément déterminé, parce que quelques-uns ont paru
douteux, n'ayant que peu de symptômes du vrai choléra
ou si légers d'ailleurs, qu'il a été difficile de se prononcer
affirmativement.

» Dans ce nombre se trouvaient plusieurs vétérans du
Nord qui étaient détachés à Lille; d'autres appartenaient au
1.er régiment de hussards, au 5.e et au 8.e de ligne, et
quelques officiers, dont un attaché à l'état-major de la place.

» Sur ce nombre vingt-sept, treize sont morts; les autres sont
sortis guéris après une convalescence plus ou moins longue.

» Les cholériques qui ont succombé à la maladie, n'ont
guères dépassé le 5.e ou le 6.e jour ; plusieurs sont morts le
jour ou le lendemain de leur entrée.

» Quelques-uns des vétérans qui ont été frappés du choléra avaient contracté depuis long-temps l'habitude de
faire un usage immodéré de bière et d'eau-de-vie. D'autres
militaires avaient eu des indigestions ou étaient sujets aux
diarrhées; quelques-uns, enfin, ne pouvaient attribuer à
aucune cause la maladie dont ils étaient atteints, n'ayant
enfreint, en aucune manière, les règles de l'hygiène.

» Un mois, à peu près, avant l'invasion du choléra à
Lille, une salle de vingt-quatre lits avait été disposée et l'on
y avait renfermé tout ce que l'expérience avait pu faire pré-
voir. Rien n'a été refusé ni épargné.

» Il n'y a point eu à l'hôpital militaire de traitement particulier affecté aux cholériques, parce qu'il ne peut y en
avoir, du moins, de bien connu jusqu'à présent. On a employé dans les cas variés, comme ils le sont tous, la médecine de symptômes; aucun médicament, indiqué comme
spécifique, ou comme plus salutaire, d'après quelques ex-
périmentateurs, n'a été employé isolément ou plus parti-
culièrement. Je ne relaterai pas ici les symptômes variés
sous lesquels le choléra épidémique se présente : ils sont

connus aujourd'hui de tout le monde. On a employé, suivant la prédominance des phénomènes, les bains chauds, les sachets et les bouillottes, les saignées générales et locales, les frictions avec des linimens anodins, les fomentations émollientes ; les boissons adoucissantes, tièdes et acidulées, puis à la glace ; des fragmens de glace introduits de temps en temps dans la bouche ; les sinapismes, les vésicatoires, les potions anodines, les lavemens émolliens, etc., etc., etc.

» En général, l'ouverture des cadavres a montré les vaisseaux du cerveau et des méninges, plus ou moins engorgés ; les poumons presque toujours sains, quelquefois un peu gorgés de sang ; le cœur sain, mais renfermant beaucoup de sang, surtout les cavités droites ; l'estomac et l'intestin laissant voir, çà et là, des points inflammatoires ; la rate souvent gorgée d'un sang noir ; les reins ordinairement sains ; la vessie contractée sur elle-même dans le fond du petit bassin et tout-à-fait vide ; les vaisseaux de mésentères parfois injectés d'un sang noir, ainsi que le grand épiploon ou épiploon gastro-colique. »

Presque tous les établissemens hospitaliers de la ville de Lille furent préservés du fléau qui décimait les classes les plus misérables de la population; mais l'hospice général, qui sert d'asile aux orphelins et aux vieillards des deux sexes, âgés de plus de 60 ans, l'hospice général, dans lequel sont reçus les individus qui ont souffert le dénument le plus complet, et dans lequel le régime est plus grossier que dans les autres hospices, fut en proie aux atteintes les plus cruelles du choléra. Sur une population de 1589 individus, il y eut deux cent soixante-trois malades; vingt-sept seulement de 10 à 40 ans; les autres de 40 à 70 ans.

L'épidémie y fut si active, et la marche de la maladie si rapide, qu'on n'eut point le temps de tenir des notes régu-

lières sur les malades qu'on eut à traiter. Nous aurons donc
peu d'observations à faire sur cet hôpital. Cependant M. Demortain, médecin en chef, a eu la complaisance de nous
faire connaître les résultats généraux. Nous allons les relater.

On débuta par le traitement anti-phlogistique (saignées,
sangsues, boissons rafraîchissantes, etc.), on n'obtint que
fort peu de succès, et on renonça à peu près à ce mode de
médication, excepté lorsque les indications se présentaient
dans la période de réaction. On eut recours à la méthode
stimulante, on employa le rhum, et l'ipécacuanha et les vésicatoires. La grande majorité des malades fut soumise à ce
nouveau traitement. Il réussit un peu mieux, soit qu'il fut
réellement plus efficace, soit qu'on fut parvenu à une époque
moins meurtrière de l'épidémie, ou que les individus les plus
prédisposés eussent déjà succombé. En somme, la mortalité fut terrible. Parmi les personnes âgées et misérables, sur
les deux cent soixante-trois malades, cinquante-sept seulement guérirent. Sur ces cinquante-sept, les deux tiers
prirent de l'ipécacuanha.

Tels sont les renseignemens que nous pouvons vous
fournir sur le traitement du choléra dans les grands établissemens publics. Nous allons y ajouter quelques notions générales sur le traitement des individus qui ne quittèrent pas
leurs demeures.

Dès le début le traitement antiphlogistique fut presque
universellement adopté. On remarqua que lorsqu'il était
employé dès le principe de la maladie, il avait des résultats
avantageux; mais alors les caractères du choléra n'étaient
pas encore pleinement confirmés, comme on l'a vu dans les
deux premiers malades de la cour de l'Assommoir, de sorte
que le succès n'était pas aussi concluant. Lorsque la maladie
était parvenue à la période algide, le traitement antiphlo-

gistique fut d'une application impossible, ou n'eut que très-peu de succès. Quelques malades dans l'état de cyanose furent guéris cependant, après qu'on leur eut pratiqué la saignée, et qu'on eut apposé des sangsues ; mais ces cas furent assez peu nombreux, soit que les émissions sanguines fussent réellement inefficaces, soit qu'employées au commencement de l'épidémie qui, dans son début, est toujours extrêmement meurtrière, elles durent rester impuissantes. Un frère de la doctrine chrétienne, homme fort et robuste, qui eut le choléra à un degré violent, ne prit autre chose que de l'eau froide en très-grande quantité : il guérit.

Quoiqu'il en soit, le genre de traitement préconisé par la doctrine physiologique fut presque universellement abandonné. Les remèdes adoptés alors furent les stimulans diffusibles, comme le punch, les teintures alcooliques, etc. ; les rubéfians et les vésicans, tels que les frictions ammoniacales, les sinapismes et les vésicatoires ; enfin, l'ipécacuanha fut administré, soit seul, soit concurremment avec les toniques.

L'ipécacuanha fut le remède qui excita le plus vivement les forces vitales et produisit les réactions les plus complètes. Ces réactions entraînaient souvent avec elles des accidens redoutables ; le pouls se relevait et battait avec force ; les principaux organes étaient menacés de terribles congestions ; la saignée alors était urgente ; elle avait des effets très-salutaires. Ainsi, M.elle C......, demeurant sur la grande Place, que nous avons déjà citée, qui était cyanique, privée de pouls radial, fut tirée de son état d'asphyxie par l'ipécacuanha ; mais bientôt tous les symptômes d'une violente fièvre inflammatoire se manifestèrent ; ils furent appaisés par une large saignée. Il est utile de noter que M.elle C......, était affectée d'une gastrite chronique qui durait depuis long-temps lorsque le choléra la saisit : cette circonstance faisait redouter l'emploi du vomitif ; cependant il n'exaspéra en

aucune manière la maladie ancienne, qui se continua au
même degré, après la cessation des symptômes cholériques
et dure encore. Le cas dont nous venons de parler fut encore
remarquable par la violence des crampes : elles étaient
atroces au début de la maladie ; elles se calmèrent et dispa-
rurent sous l'influence des frictions avec l'ammoniac liquide pur, employé en assez grande abondance pour cau-
ser la vésication et même la cautérisation en certains points.
Le laudanum employé pour calmer les crampes, n'eut,
dans ce cas, aucun effet satisfaisant.

Quelquefois on était forcé de soutenir l'usage de l'ipécacuanha un temps assez considérable ; j'ai eu occasion de
faire cette remarque sur M.elle D....., demeurant dans la
cour Saint-Clément : elle se sentait soulagée chaque fois
qu'elle prenait le vomitif ; mais je n'obtins une réaction
complète qu'après en avoir fait prendre des doses assez
fortes (24 à 30 grains) pendant huit jours. Dans d'autres
circonstances, l'usage de l'ipécacuanha était impossible ;
ainsi je le conseillai pour M.me H......., demeurant rue
Esquermoise. Elle ne pût le supporter à cause des douleurs
intolérables qu'elle ressentit dans l'estomac. La maladie de
cette dame fut l'une des plus violentes que j'ai eu occasion
d'observer. Elle se termina d'une manière fatale. Enfin il
arriva que l'ipécacuanha, non-seulement n'amena point la
guérison, mais ne produisit aucun effet sensible, même à
une dose très-considérable. Ainsi je le prescrivis à M. D......,
demeurant rue de la Barre, à la dose de deux ou trois gros,
par prise de 24 grains. La première prise causa un seul vomissement ; les autres n'agirent pas plus qu'une poudre
absolument inerte. Un instant seulement il y eut apparence
de réaction. Les mains, qui étaient froides comme celles
d'un cadavre, parurent se réchauffer un peu ; mais en même
temps, chose singulière, le col et la face qui avaient con-

servé quelque chaleur, devinrent d'un froid glacial. Les
mains perdirent de nouveau leur chaleur, et la mort arriva
vingt-quatre heures après l'invasion.

Pour présenter d'une manière résumée les résultats généraux des observations qui ont été faites, nous répéterons
ce qu'on a dit à l'occasion du traitement dans les hôpitaux,
qu'au premier début, lorsque le choléra n'a pour ainsi dire
encore que la forme de la cholérine, le traitement antiphlogistique a eu des succès. La cholérine, qui n'était peut-
être que le choléra arrêté dans sa marche, a cédé toujours
à l'emploi des saignées, des sangsues, des boissons adoucissantes, du laudanum en potion ou en lavement, etc.;
mais lorsqu'on était arrivé dans la période algide, l'emploi
des émissions sanguines devenait souvent impossible et
presque toujours inefficace. La méthode qui, alors, a le mieux
réussi à faire disparaître les symptômes de l'asphyxie, c'est
celle qui consistait à donner simultanément l'ipécacuanha
en poudre et les toniques diffusibles; mais cette méthode,
quoiqu'elle compte des succès, n'a pas toujours produit les
résultats qu'on aurait désirés. Quelquefois il n'était pas pos-
sible de l'employer ; d'autres fois elle restait complétement
inefficace. Dans la période de réaction, les congestions étaient
souvent redoutables; la saignée devenait indispensable ; elle
produisait les meilleurs effets.

Outre les remèdes principaux que nous avons pris soin
d'indiquer, beaucoup de remèdes spéciaux ont été employés
contre les symptômes : ainsi les frictions avec le laudanum
ou l'ammoniac liquide ont servi à calmer les crampes ; la
décoction de ratanhia et l'opium ont été prescrits pour arrêter
les évacuations alvines ; les bains entiers, les bains sinapisés,
les fumigations humides et sèches, administrées par le
moyen d'appareils particuliers, ont été conseillés, dans le
but de rappeler la chaleur à la périphérie ; dans la même
intention on a eu recours aux frictions sèches, à l'application

6.

de corps chauds, etc. On a fait passer aussi le fer chaud sur des compresses trempées dans l'alcali volatile et l'huile de thérébentine et étendues sur la colonne vertébrale. Tous ces moyens ont pu être de quelqu'utilité; mais ils n'ont rendu que des services secondaires. On n'a pas pu leur attribuer de succès complets. Il est presqu'inutile d'ajouter qu'un grand nombre de remèdes secrets furent employés pendant l'épidémie. L'un de ceux qui eurent le plus de vogue, fut celui attribué au curé ou à une religieuse d'Houplines : c'était un tonique très-énergique.

Un phénomène fut recueilli, dans les environs de Valenciennes, par M. Baudrimont, qui pensa avoir découvert la cause du choléra, et par suite le traitement rationnel. Des blanchisseuses observèrent que les toiles passées au bleu de tournesol, avaient rougi dans une nuit, et que le fait s'était répété plusieurs fois. L'auteur de la note qui nous fut communiquée en concluait que le principe qui avait fait rougir les toiles, était acide, qu'il était la cause du choléra, que le traitement devait, par conséquent, consister dans l'emploi des alcalis. Le conseil de salubrité ne s'occupa de cette théorie que parce que l'autorité supérieure lui demanda son avis, et elle nomma une commission pour étudier la question (1). Il fut reconnu que ce phénomène avait déjà été observé bien des années avant la venue du choléra; que l'acide carbonique de l'air, surtout quand l'atmosphère est humide, suffit pour faire rougir du papier teint légèrement par le tournesol. M. Delezenne, professeur, nous fit voir des papiers qui avaient subi cette altération. Du reste, malgré la théorie proposée, il n'est pas venu jusqu'à nous que le traitement par les alcalis, employé à Londres, ait été mis en usage dans notre département.

Nous venons de décrire l'épidémie qui a régné dans nos murs

—————

(1) MM. Thém. Lestiboudois et Kuhlmann, *rapporteur*.

pendant l'été de 1832; nous avons indiqué d'une manière sommaire le traitement qu'on lui a opposé. Nous allons maintenant consigner ici les résultats généraux qu'on a obtenus.

Résultats statistiques.

Pendant une épidémie comme celle du choléra, il arrive souvent qu'on ne peut recueillir des renseignemens bien exacts. Il y a tant de désordres, tant de fatigues, qu'on ne peut tenir des notes parfaitement régulières ; la maladie est si rapide, que des individus sont parfois enlevés avant d'avoir été traités, avant d'avoir été reconnus. Aussi les renseignemens statistiques sont fréquemment erronnés; c'est ce qu'on a observé presque partout. Dans les données que nous allons vous présenter, il y a certainement des inexactitudes ; cependant les documens que nous avons pu recueillir sont assez précis pour que nous puissions penser que les chiffres que nous en extrayerons approchent de la vérité; ils sont suffisans pour présenter des rapports satisfaisans.

Dans la séance du 8 octobre 1832, notre collègue Bailly a présenté au conseil de salubrité plusieurs tableaux statistiques, indiquant le nombre des cholériques suivant l'âge, le sexe et la profession, dans la ville et dans l'hospice général, la progression de l'épidémie, etc. Ces tableaux nous ont été fort utiles ; mais ils s'arrêtaient au 28 septembre. Nous avons dû, dans nos recherches, embrasser l'épidémie jusqu'à sa fin. Nous avons pensé aussi qu'il fallait vous présenter les faits sous quelques nouveaux points de vue. Ainsi nous avons cru utile, pour guider dans les mesures d'assainissement, de présenter le nombre de ceux qui ont été atteints du choléra et de ceux qui sont morts dans chaque rue, dans chaque cour, dans chaque établissement public ; nous avons pensé qu'il fallait indiquer la proportion des morts parmi les cholériques de chaque profession, etc. Nous allons donc vous présenter une suite de tableaux synoptiques qui donneront tous ces renseignemens.

Tableau général des cholériques de Lille.

AGE.	ATTEINTS.			MORTS.			GUÉRIS.		
	Sexe masculin.	Sexe féminin.	TOTAL.	Sexe masculin.	Sexe féminin.	TOTAL.	Sexe masculin.	Sexe féminin.	TOTAL.
De 0 à 5 ans.	41	41	82	41	40	81	0	1	1
6 10	34	23	57	16	12	28	18	11	29
11 15	34	27	61	11	11	22	23	16	39
16 20	18	43	61	5	13	18	13	30	43
21 25	31	64	95	16	16	32	15	48	63
26 30	38	69	107	17	25	42	21	44	65
31 35	53	64	117	18	27	45	35	37	72
36 40	46	73	119	26	34	60	20	39	59
41 45	34	81	115	22	35	57	12	46	58
46 50	60	75	135	35	38	73	25	37	62
51 55	63	60	123	39	36	75	24	24	48
56 60	45	59	104	19	37	56	26	22	48
61 65	34	72	106	26	66	92	8	6	14
66 70	33	82	115	23	66	89	10	16	26
71 75	25	83	108	22	73	95	3	10	13
76 80	16	63	79	12	33	45	4	30	34
81 85	3	27	30	3	16	19	0	11	11
86 90	1	2	3	1	2	3	0	0	0
91 100	0	3	3	0	3	3	0	0	0
Age inconnu...	19	13	37	...	3	3	19	15	34
Age et sexe inconnus.	...	...	21	...	...	1	...	...	20
	628	1019	1678	352	587	939	276	443	739
Malades non mentionnés par les registres spéciaux, mais indiqués par les registres des décès et ceux de divers établissemens.			53			16			37
Totaux....			1731			955			776

Observation : le chiffre des cholériques indiqués au registre des déclarations, n'est que de 1,409 ; mais les malades de l'Hôpital-Général et de l'Hôpital-Militaire n'y ont pas été compris. De plus, le registre des décès, les registres de divers établissemens et plusieurs renseignemens particuliers ont fait connaître plusieurs cholériques qui n'avaient pas été déclarés : le nombre total des malades a été ainsi porté à 1,731. De l'avis de toutes les personnes qui ont été à même d'observer l'épidémie, ce chiffre n'exprime pas encore réellement le nombre des individus atteints du choléra, il est inférieur d'au moins 1/8 et peut-être de 1/4 au chiffre véritable. Le chiffre des morts est 955 ; c'est un peu plus de moitié, c'est 1 sur 1 83/100 ; mais comme évidemment tous les malades atteints n'ont pas été déclarés, la proportion des morts n'excède pas la moitié.

Le nombre connu des femmes atteintes du choléra est de 1,029; celui des hommes, de 628, c'est-à-dire que le premier dépasse à peu près de 2/5 le deuxième. La proportion des décès est aussi un peu plus grande parmi les femmes (à peu près 1/60 en sus).

L'épidémie du choléra a duré à Lille pendant cinq mois et demi, c'est-à-dire, depuis le 31 mai jusqu'au 17 novembre. Les malades qui ont été atteints pendant les mois d'avril et mai étaient des étrangers, ou ont présenté des symptômes encore douteux. Voici la progression que la maladie a suivie pendant ce laps de temps:

VILLE DE LILLE.

Progression de l'épidémie.

Du 4 avril au 31 mai...	4	SUITE.		
1.er juin au 30.....	18	Du 19 septembre au 23.	32
1.er juillet au 31...	17	24 idem au 30,..	22
1.er août au 5......	29	1.er octobre au 5..	14
6 août au 10,......	36	6 idem au 10,.	19
11 id. au 15........	121	11 idem au 15,.	37
16 id. au 20........	195	16 idem au 20,.	28
20 id. au 26........	192	21 idem au 25..	10
25 id. au 29........	197	26 idem au 27..	4
30 id. au 3 septemb.	126	27 idem au 31..	1
4 septembre au 8..	127	1.er novembre au 5.	6
9 id. au 13........	90	6 idem au 10.	4
14 id. au 18........	80	10 idem au 17.	2

A dater du 27 octobre, les cholériques n'ont plus été inscrits à la mairie. Ceux que nous venons de mentionner ont été reçus à l'hôpital St.-Sauveur.

Le 6 décembre, j'ai visité un cholérique dans la rue Royale, N.º 47. Je l'ai envoyé à l'hôpital St.-Sauveur, où il est guéri ; mais ce malade n'appartient pas à Lille. Il venait de Douai où l'épidémie avait reparu. Après lui on n'a observé aucun nouveau cas.

Le choléra a sévi d'une manière toute spéciale sur la classe pauvre. Le tableau suivant, qui présente le relevé des malades dans chaque profession, fera voir que la classe aisée a singulièrement été épargnée.

Indication des professions des individus qui ont été attaqués ou qui sont morts du choléra à Lille.

PROFESSIONS.	Atteints.	Morts.	PROFESSIONS.	Atteins.	Morts.
Aveugle.........	1	1	Report....	68	34
Badigeonneurs..	3	»	Coutelier.......	1	»
Bateliers.......	4	3	Crieur aux v.tes	1	»
Batteur de matel.	1	»	Cuisinier......	1	1
Bijoutiers et hor-			Domestiques...	3	5
logers........	2	2	Ebéniste.......	1	»
Boulangers,....	3	3	Employé des p.		
Bourrelier......	1	»	et chaussées..	1	1
Brouetteurs....	2	»	Idem d'octroi....	2	1
Cabaretiers et			Epiciers.......	4	2
aubergistes....	8	4	Fabricant de fil.	1	»
Cardeurs de cot.	3	»	Facteur de la		
Cardiers.......	2	2	poste........	1	1
Chantre,......	1	»	Ferblantiers....	2	»
Chapeliers.....	4	2	Fileurs de coton.	33	21
Charpentiers et			——— de laine.	1	»
menuisiers....	6	4	——— de lin...	2	»
Charron.......	1	1	Filtiers........	82	47
Cirage (m.d de).	1	»	Fond.r en cuivre.	1	»
Cocher........	1	1	Forgeron......	1	1
Colporteur.....	1	»	Frère de la Doc-		
Commis-négoc.s			trine chrét.....	1	»
et écrivains,..	3	2	Fripiers........	2	»
Commissionn.re.	1	1	Garde du génie..	1	1
Constructeurs de			Imp.r d'étoffes...	1	1
mécaniques...	2	1	——d'indiennes.	1	1
Contrôleur des			Infirmes.......	2	2
monnaies.....	1	1	Infirmiers.....	1	2
Cordier.......	1	1	Jardiniers.....	3	3
Cordonniers et			Joueur d'orgue..	1	»
raccoutreurs...	15	5	Journaliers,....	116	66
	68	34		335	190

PROFESSIONS.	Atteints.	Morts.	PROFESSIONS.	Atteints.	Morts.
Report.....	335	190	Report.....	417	240
Maçons........	4	4	Rempailleur de c.	1	»
Marbrier.......	1	1	Rattacheurs....	2	»
Maréchal......	1	1	Rentiers-propr..	6	6
M.d de fagots...	1	1	Scieur de long..	1	»
M.ds de fromages	2	2	Sculpteur......	1	1
M.d de grains...	1	»	Serruriers......	11	6
Mendians......	6	1	Soldats........	27	13
Mesureurs et p. de charbon....	4	4	Souffleur au sp..	1	»
			Tabletiers.....	3	»
Militaires pensionnés, etc...	12	3	Tailleurs......	11	11
Offic.ers retraités	3	3	Tanneurs......	2	»
Notaire et clerc.	2	1	Tapissiers et passementiers....	2	»
Négociant......	1	1	Teinturiers et dégraisseurs.....	6	2
Ouvrier de la monnaie......	1	»	Terrassier.....	1	1
Id. libraire.....	1	»	Tisserands.....	12	11
Id à la manufacture des tabacs.	8	2	Tonneliers.....	2	»
Id. en couvertures	2	2	Tourneurs en b.	2	1
Id. en tulle.....	2	2	Vitrier........	1	1
Passementiers..	1	1			
Peigneurs de lin.	4	4	Balayeuse de rue	1	»
Peintre en bâtim.	6	6	Batelières......	2	»
Pensionnés doua.	1	1	Blanchisseuses..	4	4
Perruquiers....	2	»	Brodeuses......	5	2
Piqueurs.......	1	1	Buandières.....	7	1
Plombiers......	2	1	Cabaretières....	5	2
Plumassier.....	1	1	Couturières....	50	31
Porte-faix.....	6	4	Cuisinières.....	1	2
Portiers.......	3	»	Dentelières.....	355	140
Poliers........	1	2	Dévideuse.....	1	1
Professeurs.....	2	1	Domestique....	1	1
			Epicières......	3	3
	417	240		944	480

PROFESSIONS.	Atteints.	Morts.	PROFESSIONS.	Atteints.	Morts.
Report....	944	480	Report....	1254	745
Eplucheuses de c.	4	4	Mend'antes.....	2	»
Fileuses de coton	29	17	Plieuse de lit...	1	»
Fille de confiance	2	2	Poissonnières...	5	1
—— publiques.	2	»	Rentières......	15	15
Fripières,......	2	2	Repasseuses....	2	1
Gardes-malades.	2	2	Rattacheuses....	4	»
Infirmière	1	»	Servantes......	18	1
Journalières,...	262	236	Sage-femme...	1	»
Légumières et			Tailleuses...,...	3	»
fruitières.....	2	»	Tricotteuses....	6	6
Lingère........	1	1	Enfans, person-		
Logeuse........	1	»	nes sans état ou		
Maîtresse d'école			dont l'état n'a		
d'enfant......	1	»	pas été indiqué.	420	186
Manufacturière.	1	1		1731	955
	1254	745			

Le choléra ne s'est pas développé uniformément dans tous les quartiers de la ville. Il nous a semblé utile de faire un relevé du nombre des malades et des morts dans chaque rue. On pourra peut-être, par ce moyen, reconnaître quelques causes spéciales qui prédisposent au choléra, connaître les points qu'il faut assainir et sur lesquels il faut diriger les secours. Le tableau suivant a été dressé dans ce but.

État des cholériques dans chaque rue, cour, etc.,
de la ville de Lille.

NOMS DES RUES.	Atteints.	Morts.	NOMS DES RUES.	Atteints.	Morts.
A B C (de l') . . .	2	2	Report	226	121
Amiens (d')	5	3	Clef (de la)	7	4
André (St.)	19	12	Comédie (de la).	5	4
Angleterre (d'). .	4	2	Coquerez	16	8
Anne (Ste.)	4	2	Croquet (du) . . .	15	7
Anloing (d')	26	12	Court - Debout		
Arc (de l')	1	1	(du).	2	»
Arts (des)	5	3	Courtrai (de) . . .	2	2
Augustins (des).	4	2	Curé - St. - Sau-		
Baignerie (de la)	22	9	veur (du)	9	3
Ban-de-Wedde. .	4	2	Curé-St.-Etienne		
Barre (de la) . . .	8	4	(du).	1	1
Basse	1	»	Détournée.	6	3
Bateliers (des). .	18	9	Diables (à)	2	1
Béthune (de) . . .	13	6	Doudin.	5	2
Bleu - Mouton			Dragon (du) . . .	2	1
(du)	2	2	Epéron-Doré (de		
Bois St.-Etienne			l')	5	4
(du)	6	4	Esquermoise. . . .	5	5
Bois St.-Sauveur			Etaques (des) . . .	47	31
(du)	5	3	Etienne (St.) . . .	7	6
Bouchers (des).	1	»	Façade de l'Es-		
Boufflers (de) . .	23	16	planade.	3	1
Bourdeau (du) .	31	14	Id. du Réduit. . .	1	1
Buisses (des) . . .	2	3	Faubourg (du		
Capucins (des).	1	1	Vieux-)	6	6
Catherine (Ste.)	7	2	Fiens (à)	1	»
Célestines (des).	1	»	Fives (de)	24	10
Chaussée (de la			Fleurs (des)	5	5
Grande-)	4	2	Fossés (des)	5	5
Claques (à)	7	5	—— Neufs (des)	6	1
	226	121		413	232

NOMS DES RUES.	Atteints.	Morts.	NOMS DES RUES.	Atteints.	Morts.
Report.....	413	232	*Report.....*	624	351
Française......	1	»	Moulin – Déle –		
François (St.)..	1	1	vallée (du)....	1	1
Frênelet (du)...	6	3	Id. à Garance...	1	1
Gand (de)......	6	5	Murs (des Vieux·)	5	4
Genois (St.)...,	14	6	Nef (de la).....	3	2
Gros-Gérard (du)	4	4	Neuve.........	1	1
Guet (du)......	3	2	Nicaise (St.)...	1	»
Halloterie (de la)	20	11	Nicolas (St.)....	10	4
Hôpital-Militaire			Nouveau–Siècle		
(de l')........	6	7	(du)..........	4	2
Hubert (St.)....	3	»	Oyers (des)....	3	1
Jacques (St.)...	6	2	Palais (du)....	1	1
Jean-J.-Rouss..	4	4	Paris (de)......	12	12
Jemmappes (de)	26	8	Pénitentes......	24	9
Joseph (St.)....	5	2	Péterinck (au)..	3	1
Lombard (du)..	1	»	Pierre (St.).....	2	»
Magasin (du)..	16	11	Piquerie (de la).	3	2
Mabieu........	25	12	Plat (du)......	5	5
Malpart (de)...	4	3	Poids (de).....	27	12
Marais.........	3	2	Poissonceaux (d·)	11	4
Marché-aux-Bê-			Pont-Neuf (du).	2	1
tes (du)......	6	3	Pont à Raisnes		
Id. aux Chevaux.	1	»	(du).........	2	»
Id. aux Moutons.	7	2	Id. de Comines.	2	1
Marie – Magde-			Prez (du).....	2	2
leine (Ste-)...	1	1	Priez (du)....	5	4
Martin (St.)...	2	»	Princesse......	8	7
Maugré........	2	1	Quai (du).....	4	2
Metz (du)......	15	15	Quennelle (de la)	10	2
Michel (St.)....	3	»	Rapine (de la)..	3	1
Maingaugue....	5	3	Rempart (du)..	5	4
Molinel (du)...	8	2	Robleds (des)...	10	4
Monnaie (de la).	7	9	Romarin (du)..	6	4
	624	351		800	445

NOMS DES RUES.	Atteints.	Morts.	NOMS DES COURS.	Atteints.	Morts.
Report....	800	445	Report.....	986	538
Roubaix (de)...	9	3	Cado.........	1	1
Royale........	13	6	Carnin........	1	1
Sahuteaux (des).	2	1	Cerisier (du)....	2	2
Sans-Pavé.....	3	2	Chaudron (du)..	27	12
Sauveur (St.)..	13	9	Chiens (à)......	15	10
Sébastien (St.).	9	5	Clément (St.)...	3	»
Sec-Arembault (du)........	6	1	Clous (à)......	9	2
Suaires (des)...	1	1	Comte (le).....	2	1
Tanneurs (des).	17	8	Coq-d'Inde (du).	29	11
Teuremonde (de)	3	3	Cygne (du).....	1	»
Terrasse-Sainte-Catherine.....	1	»	Cysoing.......	1	»
Thionville (de).	1	1	Denis (St.).....	2	2
Tournai (de)...	39	16	Dragon-d'Or (du)	4	2
Tours (des).....	5	3	Deûle (de la)...	1	»
Trois Couronnes (des).........	2	1	Eau (à l')......	14	9
Urbanistes (des).	2	1	Elites (des).....	14	2
Vert-Bois (du)..	1	1	Etoile (de l')....	9	3
Vignette (de la).	5	2	Faces (des).....	1	1
Voltaire (de)...	6	3	Fiens (à)......	3	2
			Fondations (des).	1	1
Cours.			Gha (du)......	11	2
			Haut-Balot (du).	1	»
Apôtre (l').....	16	10	Hasard (du)....	1	»
Assommoir(de l')	13	6	Jardins (des)...	10	4
Assonville (d')..	4	»	Jean (St.)......	15	4
Bacqué........	6	5	Jeannelle......	9	4
Baignerie (de la)	6	6	Ledeule (de)...	1	»
Batteleur (du)..	1	»	Lebrun........	3	1
Bateliers (des)..	1	1	Lion-d'Or (du).	1	»
Bons-Enfans(des)	1	»	Lottin........	9	4
			Maître-Charles.	11	3
			Mariage.......	1	1
			Michel........	6	3
	986	538		1205	626

NOMS DES COURS.	Atteints.	Morts.	NOMS DES COURS.	Atteints.	Morts.
Report.....	1205	626	Report......	1331	691
Moulins à Chiens (des)........	1	1	Grande........	4	1
Mulet (du)....	5	2	Lion-d'Or (du).	1	»
Neuve........	6	3	Oignons (aux)..	3	1
Noret........	5	1	Patiniers (des)..	1	1
Noire-Dame....	5	1	Réduit (du)....	14	6
Paul (St.).....	4	2	Raigneaux (des).	7	6
Poissonceaux (d.)	3	3	Théâtre (du)....	3	1
Pologne (du roi de).........	1	»	CONTOURS.		
Poulet (du)....	6	2	Maurice (St.)...	1	1
Pourchelet (du).	4	2	Piquerie (de la).	3	1
Pourpoint d'or..	4	4	Trinité (de la)..	4	2
Prévôté (de la)..	1	1	MARCHÉS.		
Sauvage.......	2	2	Fil-de-liu (au)...	3	2
Soldat (du).....	4	2	Poulets (aux)...	2	2
Soleil (du).....	7	2	QUAIS.		
Sots (des)......	4	1	Basse-Deûle (de la).........	10	7
Sauveur (St.)...	1	»			
Touret........	2	1	Haute-Deûle (de la)..........	18	7
Trépassés (des).	10	6			
Vacher (du)....	19	15	Bateliers en leurs bateaux......	4	3
Vert-Bois (du)..	2	»			
—— Lion (du)..	4	3	Cas. des Buisses.	1	»
Volans (des 4)..	6	1	Citadelle.......	1	1
PLACES.			Hôpital-Milit.re.	27	13
Arsenal (de l')..	4	3	Id. St.-Sauveur.	2	2
Bleuets (aux)...	1	1	Hospice Général.	262	206
Catherine (Ste.).	2	2	Pavillon des B..	5	1
Château (du)...	3	2	Id. de la Madel.ne	1	»
Comines (Gr. de).	2	»	Sans domicile...	23	»
Comines (Petite).	8	2			
	1331	691		1731	955

Il résulte des faits qui viennent d'être exposés, que le quartier St.-Sauveur, le plus malsain et le plus populeux, n'a pas été maltraité autant qu'on aurait dû le craindre. Ce quartier n'a pas de canaux. On remarque que les rues voisines du Béquerel, canal étroit et bourbeux, dans lequel l'eau chaude des machines à vapeur fait continuellement fermenter la vase, ont été vivement en proie au fléau destructeur. Aucune de ces rues n'est épargnée, et toutes ont le chiffre le plus élevé : la rue d'Antoing a eu vingt-six malades ; la rue de Boufflers, vingt-trois ; la rue Mabieu, vingt-cinq ; celle du Bourdeau, trente-un ; celle de Tournai, trente-neuf ; la cour du Chaudron, vingt-sept ; celle du Coq-d'Inde, vingt-neuf.

Pour donner à ces chiffres toute leur valeur, nous croyons utile de faire connaître le rapport qui existe entre le nombre des malades et celui des habitans ; nous mentionnerons en même-temps le nombre proportionnel des cholériques du quartier Saint-Sauveur.

Nombre des cholériques comparé au nombre des habitans dans les rues voisines du Béquerel.

NOMS DES RUES ET DES COURS.	Nombre des cholériques.	Nombre des habitans.	RAPPORT DES CHOLÉRIQUES aux habitans.
Fin de rue de Tournai..	20	256	1 sur 12 à 13.
Cour du Chaudron.	27	157	1 sur 5 à 6.
Rue de Boufflers........	23	285	1 sur 12 à 13.
Rue Mabieu...........	25	591	1 sur 23 à 24.
Rue du Bourdeau......	31	867	1 sur 27 à 28.
Rue d'Antoing.........	26	198	1 sur 7 à 8.
Cour du Coq-d'Inde,...	29	92	1 sur 3.
TOTAUX......	181	2446	1 sur 13 1/2.

Nombre des cholériques comparé au nombre des habitans dans les rues et cours comprises entre la rue de Paris et la rue Saint-Sauveur, le Réduit et la rue des Robleds.

NOMS DES RUES ET DES COURS.	Nombre des cholériques.	Nombre des habitans.	RAPPORT DES CHOLÉRIQUES aux habitans.
Rue des Étaques........	47	1024	1 sur 21 à 22.
—— des Robleds........	10	628	1 sur 62 à 63.
Cour Maître-Charles....	11	59	1 sur 6 à 7.
—— du Bateleur......	1	76	1 sur 76.
—— Muheau........	0	53	0
—— l'Apôtre........	16	112	1 sur 7.
—— Sauvage........	2	120	1 sur 60.
—— des Faces........	1	58	1 sur 58.
—— Saint-Denis......	2	41	1 sur 20.
—— Neuve.	6	39	1 sur 6 à 7.
—— à Cloux........	9	116	1 sur 12 à 13.
—— des Jardins......	10	157	1 sur 15 à 16.
—— des Bourloires....	0	36	0
—— du Vert-Lion.....	4	105	1 sur 25 à 26.
—— du Soleil.	7	111	1 sur 16.
—— Saint-Jean.......	15	102	1 sur 6 à 7.
—— des Sots........	4	181	1 sur 45.
—— Noiret.	5	102	1 sur 25.
—— du Vert-Debout...	0	64	0
—— Lottin.	9	224	1 sur 25.
A reporter.....	159	3418	

NOMS DES RUES ET DES COURS.	Nombre de cholériques.	Nombre des habitans.	RAPPORT DES CHOLÉRIQUES aux habitans.
Report........	159	3418	
Cour Jeannette,........	9	338	1 sur 37 à 38.
——— du Cha..........	11	145	1 sur 13 à 14.
——— Touret..........	2	209	1 sur 104.
——— du Cerisier.......	2	153	1 sur 75.
——— du Puits..........	0	29	0
——— Cysoing..........	1	92	1 sur 92.
——— Joyeuse..........	0	49	0
——— du Rouge-Debout.	0	80	0
——— Saint-Hubert.....	0	65	0
——— des Bons-Enfans.	0	0	0
——— Mousson.........	0	0	0
TOTAUX......	184	4578	1 sur 24 à 25.

Nota. Il n'a pas été tenu compte de la cour Notre-Dame et de la cour à l'Eau, parceque des cours existent sous ces mêmes noms dans plusieurs quartiers, et on n'a pas distingué les cholériques qui appartenaient à chacune.

Ces tableaux mettent plusieurs vérités en évidence : d'abord on reconnaît que toutes les rues ou cours qui avoisinent le Béquerel sont, sans exception, violemment atteintes par le choléra, tandis qu'il est bien des ruelles de Saint-Sauveur qui n'ont pas compté de malades ; en second lieu, les rues du Béquerel sont celles qui offrent le chiffre proportionnel le plus fort, puisque la cour du Coq-d'Inde a eu un malade sur trois habitans, et la cour du Chaudron un sur cinq et demie ; enfin le chiffre proportionnel de la totalité des rues du Béquerel est bien plus élevé que celui de Saint-Sauveur, puisque, dans les premières, il y a un cholérique sur treize habitans et demi, et dans les secondes un sur vingt-cinq à-peu-près ; encore faut-il noter que les rues du Béquerel sont, pour la plupart, seulement transversales à ce canal, leurs extrémités en sont par conséquent éloignées et sont soustraites à son influence. Les habitations qui sont, pour ainsi dire, assises sur le canal même, comme celles de la cour du Coq-d'Inde et celles de la cour du Chaudron, présentent le plus grand nombre de malades, puisque dans la première de ces cours on trouve un cholérique sur trois habitans, dans la seconde, un sur cinq à six.

Non seulement le quartier Saint-Sauveur est moins affligé que celui du Béquerel, mais il paraît l'être moins que les autres quartiers : Lille a 69,073 habitans ; il a eu dix-sept cent trente-un cholériques ; c'est donc un sur trente-neuf ou quarante habitans ; mais la classe ouvrière a été presqu'exclusivement atteinte, et cette classe compose plus de la moitié de la population. On peut donc dire que la maladie, dans la classe qu'elle a frappée, a saisi un individu sur vingt, et dans le quartier Saint-Sauveur, presqu'exclusivement habité par des ouvriers, par les plus pauvres, on n'a eu qu'un cholérique sur vingt-cinq habitans.

Parmi les établissemens publics, l'Hospice-Général a offert une triste exception : il a été comme dévasté par le choléra ; les autres ont été préservés.

Nous croyons devoir exposer d'une manière spéciale les faits qui concernent cet hospice, ainsi que ceux qui ont été recueillis à l'hôpital St.-Sauveur, dans lequel a été traité le plus grand nombre de pauvres atteints du choléra.

Tableau des cholériques de l'Hospice-Général.

AGE.	ATTEINTS.			MORTS.			GUÉRIS.		
	Sexe masculin.	Sexe féminin.	TOTAL.	Sexe masculin.	Sexe féminin.	TOTAL.	Sexe masculin.	Sexe féminin.	TOTAL.
De 0 à 5 ans.	0	1	1	0	0	0	0	1	1
6 à 10	2	0	2	0	0	0	2	0	2
11 à 15	3	12	15	1	6	7	2	6	8
16 à 20	0	5	5	0	2	2	0	3	3
21 à 25	0	2	2	0	1	1	0	1	1
26 à 30	0	2	2	0	0	0	0	2	2
31 à 35	0	1	1	0	1	1	0	0	0
36 à 40	1	0	1	1	0	1	0	0	0
41 à 45	1	1	2	1	0	1	0	1	1
46 à 50	1	3	4	0	1	1	1	2	3
51 à 55	1	2	3	1	2	3	0	0	0
56 à 60	1	4	5	1	4	5	0	0	0
61 à 65	7	17	24	7	17	24	0	0	0
66 à 70	9	33	42	7	25	32	2	8	10
71 à 75	15	53	68	13	48	61	2	5	7
76 à 80	9	45	54	7	30	37	2	15	17
81 à 85	3	24	27	3	17	20	0	7	7
86 à 90	0	2	2	0	2	2	0	0	0
91 à 100	0	3	3	0	3	3	0	0	0
Age inconnu...	0	0	0	0	5	5	0	0	0
Totaux....	53	210	263	42	159	201	11	51	62

La population de l'hôpital général est de 1,000 vieillards des deux sexes et de 589 enfans. Le nombre des personnes

atteintes est donc du sixième de la population. On notera que
cet hospice reçoit les pauvres les plus âgés, les plus malheureux, et que le régime de la maison n'est point aussi bon que
celui qu'on observe dans les autres établissemens de bienfai-
sance de Lille. Le nombre des morts est presqu'égal aux quatre
cinquièmes des malades; mais il ne faut pas oublier que
l'âge des plus nombreuses victimes était extrêmement avancé.
La population mâle a été, comme dans la ville, bien moins
maltraitée que la population femelle. Parmi les hommes, la
mortalité est de quatre cinquièmes; parmi les femmes, la
proportion est, à très-peu de chose près, la même.

Pour compléter les renseignemens relatifs à l'hôpital général, nous indiquerons la progression de la maladie dans cet
établissement.

Progression de l'épidémie dans l'hôpital général.

Juillet, 16	1	Report	132
—— 27	1	Août.. 13	17
—— 30	1	—— 14	33
—— 31	1	—— 15	23
Août.. 2	3	—— 16	22
—— 3	1	—— 17	7
—— 4	2	—— 18	11
—— 5	5	—— 19	6
—— 6	5	—— 20	6
—— 7	16	—— 21	5
—— 8	20	—— 22	3
—— 9	12	—— 23	1
—— 10	19	—— 24	1
—— 11	13	—— 27	2
—— 12	32	Époque indéterminée.	4
A reporter...	132	TOTAL GÉNÉRAL..	263

État des cholériques traités à l'hôpital Saint-Sauveur.

	malades	morts.	Guéris.	RAPPORT du nombre des morts au nombre des malades.	
Hommes.	213	128	85	1 sur 1,66 ou 20 sur 33.	Différence : 1/28.
Femmes..	311	175	136	1 sur 1,77 ou 20 sur 35	
	524	303	221		

On a donc perdu plus de moitié des malades. En ville on en a perdu un peu moins qu'à l'hôpital : 1 sur 1,83. La proportion paraîtra encore plus avantageuse à la ville, si on considère qu'il y a eu plus de malades qu'on n'en a déclaré et que les morts sont tous indiqués, au lieu qu'à l'hôpital les chiffres sont plus précis. L'accroissement de la mortalité dans l'hôpital Saint-Sauveur tient à ce qu'on n'y a porté que les plus misérables et les plus grièvement affectés. Les riches et ceux qui n'ont eu qu'un choléra léger, sont restés dans leur domicile. On est donc en droit de dire que la proportion des morts est moindre à l'hôpital qu'elle n'a été chez les pauvres atteints au même degré et traités chez eux.

Les chiffres que nous venons de présenter sont extraits des registres officiels de l'hôpital. Les renseignemens qui nous ont été transmis par le médecin en chef de cet établissement chargé du traitement des femmes, en diffèrent notablement.

Voici le tableau qui nous a été remis.

FEMMES					
Traitées.	Reçues mortes.	Reçues agonisantes.	Mortes au bout de 4 à 5 jours de traitement.	TOTAL.	Sorties guéries.
353	15	53	8	76	277

On voit d'abord que le nombre des femmes indiquées comme cholériques dépasse le nombre de celles qui sont indiquées comme telles au registre des admissions (quarante-deux en sus). Cette augmentation peut provenir des femmes qui auraient contracté la maladie dans les salles où elles auraient été reçues pour d'autres affections. On remarquera ensuite que le nombre des mortes est infiniment moindre que celui que nous avons indiqué. Cela peut tenir à ce qu'on n'a regardé comme mortes du choléra que celles qui ont succombé *au bout de quatre ou cinq jours de traitement*. Les autres, transportées dans d'autres salles après la réaction, auraient péri plus tard.

Les renseignemens qui nous ont été transmis par le médecin-adjoint, se rapprochent extrêmement du tableau que nous avons donné. Voici les chiffres qui nous ont été communiqués.

HOMMES		
Traités.	Morts.	Guéris.
220	133	87

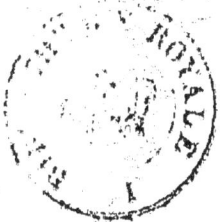

Le nombre des hommes traités dépasse de sept seulement le nombre de ceux indiqués au registre d'admission ; mais aussi le nombre des morts dépasse de cinq le nombre indiqué au même registre. Plusieurs malades ont contracté le choléra dans les salles, mais la proportion des morts est rétablie.

Nous croyons devoir indiquer le nombre des malades qui ont été reçus chaque jour à l'hôpital Saint-Sauveur pendant l'épidémie et la durée de leur séjour à l'hôpital. Les tableaux suivans ont été faits dans ce but.

Nombre des malades reçus chaque jour à l'hôpital Saint-Sauveur.

12 mai,	1	13 id,	8
1.er juin,	1	14 id,	10
10 id,	1	15 id,	7
16 id,	1	16 id,	18
26 id,	2	17 id,	12
11 juillet,	2	18 id,	10
17 id,	1	19 id,	13
19 id,	1	20 id,	12
25 id,	1	21 id,	11
28 id,	2	22 id,	15
1.er août,	1	23 id,	17
3 id,	2	24 id,	16
4 id,	1	25 id,	9
5 id,	5	26 id,	10
6 id,	4	27 id,	17
8 id,	3	28 id,	11
9 id,	3	29 id,	17
10 id,	4	30 id,	14
11 id,	5	31 id,	10
12 id,	3	1.er septembre,	7

2	septembre	13	4	octobre	2
3	id	5	5	id	1
4	id	17	6	id	1
5	id	9	8	id	1
6	id	9	9	id	5
7	id	10	10	id	2
8	id	6	11	id	4
9	id	4	12	id	5
10	id	13	13	id	3
11	id	12	15	id	6
12	id	7	16	id	5
13	id	9	17	id	2
14	id	6	18	id	3
15	id	5	19	id	2
16	id	8	21	id	1
17	id	5	22	id	1
18	id	14	23	id	2
19	id	6	24	id	1
20	id	1	25	id	3
21	id	2	31	id	1
22	id	3	3	novembre	1
23	id	1	4	id	2
24	id	3	5	id	3
25	id	1	6	id	2
26	id	2	7	id	2
27	id	4	8	id	1
29	id	1	12	id	1
1er	octobre	2	17	id	1
2	id	1	6	décembre	1

Tableau indiquant la durée du séjour à l'hôpital de chaque cholérique.

GUÉRIS.						MORTS.	
Nombre des individus.	Durée du séjour.	Nombre des individus.	Durée du séjour.	Nombre des individus.	Durée du séjour.	Nombre des individus.	Durée du séjour.
3	1 j.r	9	19 j.rs	1	38 j.rs	78	moins de 1 j.r
3	2	1	20	2	39	104	——— 1
3	3	6	22	1	40	40	——— 2
6	4	6	23	1	41	25	——— 3
13	5	2	24	3	42	14	——— 4
3	6	6	25	2	44	10	——— 5
7	7	6	26	1	46	7	——— 6
9	8	2	27	1	47	6	——— 7
6	9	3	28	1	48	4	——— 8
12	10	4	29	1	50	3	——— 10
9	11	4	30	1	51	2	——— 11
12	12	5	31	1	52	3	——— 12
13	13	3	32	1	54	2	——— 13
5	14	1	33	1	57	1	——— 16
10	15	2	34	1	58	1	——— 18
6	16	3	35	1	64	1	——— 21
5	17	1	36	1	66	1	——— 24
7	18	4	37			1	——— 167

D'après ces tableaux , on voit que le nombre le plus considérable des malades reçus à l'hôpital Saint-Sauveur est de dix-huit par jour ; le nombre moyen est un peu moindre de six.

La durée la plus ordinaire du séjour parmi les malades qui

sont guéris, est de cinq et treize jours, et après dix et douze jours, la moyenne est de treize jours. Parmi les malades qui ont succombé, le séjour le plus ordinaire est de un jour, ensuite de moins de un jour ; puis de 2 jours. Le nombre des malades qui ont survécu plus de deux jours va toujours en diminuant à mesure que le nombre des jours augmente. La moyenne pour ceux qui sont morts est entre deux et trois jours. La durée moyenne du séjour pour tous les malades, morts ou guéris, est de neuf jours.

Il résulte de là que si on multiplie le *maximum* des entrans par la durée moyenne du séjour de tous les malades, on obtient cent soixante-deux. A ce compte, cent soixante-deux malades se trouveraient ensemble dans l'hôpital.

Mais ce chiffre est trop élevé, puisque le *minimum* du séjour coïncide avec le *maximum* des entrans, en raison de ce que la maladie marche plus rapidement au fort de l'épidémie. En multipliant la moyenne du séjour par la moyenne des entrans, on aurait cinquante-quatre. En multipliant le *maximum* des entrans par la moyenne du séjour de ceux qui ont succombé, on obtient encore cinquante - quatre. A ce compte, on n'aurait jamais eu que cinquante-quatre cholériques dans l'hôpital, et ce nombre en réalité a été peu dépassé. La conséquence de ces calculs, c'est qu'un peu plus de cinquante-quatre lits auraient suffi pour le service des cholériques dans la dernière épidémie. Si l'on prévoyait une nouvelle épidémie dans quelque temps, il faudrait un nombre de lits un peu plus considérable, parceque plus de malades consentiraient sans doute à se laisser transporter à l'hôpital ; mais aussi le plus grand nombre des individus à constitution maladive ayant succombé, probablement le nombre des malades serait moins grand.

Après nous être occupé exclusivement de ce qui a rapport à notre cité, nous pensons devoir établir quelques points de comparaison entre l'épidémie de Lille et celle des autres arrondissemens du département du Nord.

Il est assez difficile de comparer le nombre des cholériques de Lille avec celui des autres villes du département et le nombre de ceux de notre arrondissement avec celui des autres arrondissemens ; en effet, dans les états qui nous ont été transmis par la préfecture, le nombre des cholériques de Lille est de 1,609 au lieu de 1,731 que nous indiquons ; le nombre des morts est de 707 au lieu de 955. Cette différence tient à ce que les registres publics n'ont pu être exacts ; il en a été de même très-probablement dans les autres villes. Cependant nous croyons devoir offrir une comparaison fondée sur les documens officiels ; elle offrira une approximation suffisante.

État comparatif des cholériques dans les chefs-lieux des arrondissemens du département du Nord.

VILLES.	POPULATION	MALADES.			RAPPORT des malades à la population.	MORTS.			RAPPORT des morts aux malades.
		Hommes.	Femmes.	TOTAL.		Hommes.	Femmes.	TOTAL.	
Douai........	18793	534	406	940	1 sur 20	246	196	442	10 sur 21
Cambrai......	17646	190	231	411	1 sur 43	98	101	199	10 sur 25
Lille.........	69073	625	984	1609	1 sur 43	266	441	707	10 sur 21
Valenciennes..	18953	187	204	391	1 sur 48	148	150	298	10 sur 13
Dunkerque....	24937	218	259	477	1 sur 52	138	157	295	10 sur 16
Avesnes.......	3166	12	9	21	1 sur 150	7	5	12	10 sur 17
Hazebrouck...	7522	0	1	1	1 sur 752	0	0	0	0
TOTAUX...	160090	1766	2084	3850	1 sur 42	903	1050	1953	10 sur 20

On voit, d'après ce tableau, que deux villes ont été fort épargnées; ce sont Avesnes et Hazebrouck. Parmi les autres villes, Lille présente à-peu-près une moyenne.

Généralement, la mortalité est d'autant plus grande que le nombre proportionnel des malades est plus petit; mais Douai, et surtout Valenciennes, ont une mortalité plus forte que ne l'indiquerait cette loi. Cambrai, au contraire, éprouve un avantage. Lille suit la loi : cette ville est, en quelque sorte, encore dans la moyenne sous ce rapport; mais d'une manière générale, la mortalité n'est proportionnellement plus faible dans aucune ville, si ce n'est à Cambrai.

Dans tous les chefs-lieux d'arrondissemens, comme à Lille, il y a eu plus de femmes atteintes du choléra que d'hommes, excepté à Douai. Avesnes offre un nombre de malades trop faible pour fournir des données significatives.

L'époque de l'invasion de l'épidémie n'a pas été la même dans tous les arrondissemens; mais elle a fini partout à-peu-près en même-temps. Voici l'indication des époques :

Indication de l'invasion et de la terminaison du choléra dans les chefs-lieux d'arrondissemens du département du Nord.

VILLES.	DATE DE L'INVASION.	DATE de LA TERMINAISON.
Douai,.........	14 avril 1832,	25 octobre 1832.
Valenciennes...	17 id.	28 id.
Dunkerque.....	17 id.	11 id.
Cambrai,......	25 id.	4 id.
Lille..........	31 mai.	27 id.
Hazebrouck....	1.er juin.	8 juin.
Avesnes........	6 octobre.	25 décembre.

On peut remarquer, d'après cette indication, que la ville de Lille est, avec Avesnes, la dernière dans laquelle l'épidémie a pénétré. Nous ne comptons pas Hazebrouck, qui n'a eu qu'une malade. Dans les registres officiels, l'époque de l'invasion du choléra à Lille est fixée à une époque antérieure; mais les malades indiqués, ou n'avaient pas le choléra, ou étaient des étrangers qui sont venus à Lille atteints du choléra. Dans les registres, l'épidémie est annoncée comme ayant cessé, à Lille, le 27 octobre; mais les registres de l'hôpital Saint-Sauveur indiquent qu'on a reçu des cholériques jusqu'au 17 novembre; à cette époque les médecins avaient cessé de déclarer le petit nombre de cas qu'ils observaient, ce qui, sans doute, a eu lieu aussi dans les autres villes. En décembre, un individu fut atteint du choléra, comme nous l'avons dit, mais il arrivait de Douai, où l'épidémie avait recommencé, ce qui n'est point annoncé dans les documens officiels.

Nous avons comparé le nombre des cholériques dans les chefs-lieux d'arrondissemens; nous allons, pour terminer, comparer leur nombre dans les divers arrondissemens entr'eux.

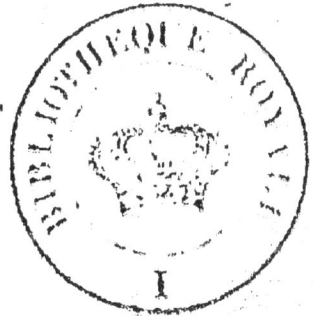

État comparatif des cholériques dans les arrondissemens du département du Nord.

ARRONDISSEMENS	MALADES.			RAPPORT DES MALADES à la population.	DÉCÈS.			RAPPORT DES MORTS aux malades.
	Hommes.	Femmes.	TOTAL.		Hommes	Femmes.	TOTAL.	
Douai.	1301	1272	2573	1 sur 36 hab.	610	548	1158	10 sur 23 mal.
Cambrai.	1358	2180	4038	1 sur 38	807	950	1757	10 sur 23
Lille.	899	1291	2190	1 sur 133	437	617	1054	10 sur 21
Valenciennes. .	1242	1440	2682	1 sur 46	695	735	1430	10 sur 19
Dunkerque. . . .	251	301	552	1 sur 173	159	183	342	10 sur 16
Avesnes.	124	144	268	1 sur 475	74	70	144	10 sur 18 1/2
Hazebrouck	46	44	90	1 sur 1156	33	20	53	10 sur 17.
TOTAUX . . .	5721	6672	12393	1 sur 80	2815	3123	5938	10 sur 21

Nous dirons, au sujet de cet état comparatif, ce que nous avons dit de celui qui met en regard les chefs-lieux : il ne peut fournir que des données approximatives.

L'arrondissement de Lille a moins de malades qu'il n'en devrait avoir, terme moyen. Quant à la mortalité, cet arrondissement est justement dans la moyenne. D'une manière générale, le nombre des morts est la moitié du nombre des malades (le chiffre de dix sur vingt-un que nous avons donné est un peu trop favorable; il doit être 10 sur 20,87).

Nous terminerons ici l'exposé des faits que nous avons cru devoir relater dans notre rapport. Sans doute les recherches auxquelles nous nous sommes livrés n'augmenteront pas les connaissances précises qu'il serait si utile d'avoir sur la maladie terrible et singulière qui a fait le tour de l'Europe; mais nous avons cru qu'il fallait au moins conserver les observations que nous avons été en position de faire. Ce n'est qu'en accumulant les données du problême qu'on arrivera un jour à le résoudre. Si l'histoire de l'épidémie que nous avons tracée renferme quelques élémens utiles, nous serons heureux. Si les faits que nous avons eu le dessein de conserver peuvent servir, un nouveau malheur arrivant, à rendre l'administration des secours plus facile, plus prompte, plus efficace, nous n'aurons pas travaillé en vain.

Défauts constatés sur le document original

Contraste insuffisant ou différent, mauvaise qualité d'impression

Under-contrast or different, bad printing quality

www.ingramcontent.com/pod-product-compliance
Lightning Source LLC
Chambersburg PA
CBHW071503200326
41519CB00019B/5852